科医が教える

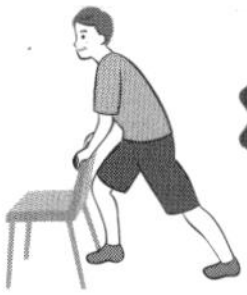

一生歩ける!

筋活 骨活

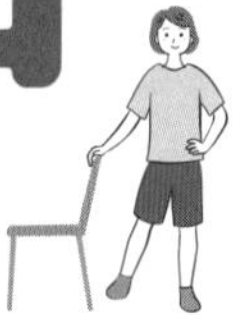

聖マリアンナ医科大学
スポーツ医学講座
藤谷博人　井上留美子

池田書店

こんなことはありませんか？

筋力低下のサインを見逃さないで

自分の筋力は大丈夫なのか、しっかりと自覚することが大切です。ここでは、日常生活の中で気づいてほしい筋力低下のサインを紹介します。

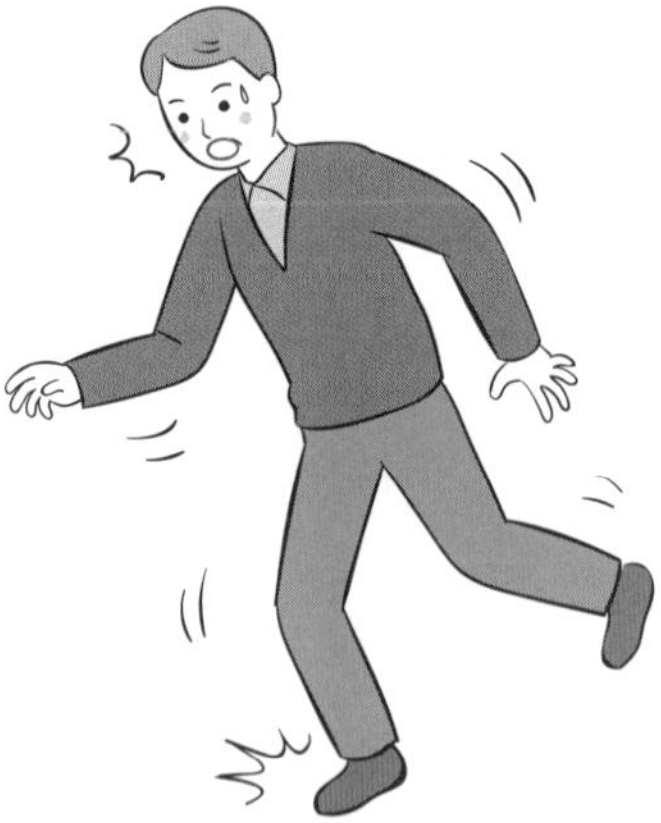

段差のない所でつまずきそうになる

つま先を上げる筋肉が衰えているために起こる症状。筋力の衰えは脚からといわれていて、この現象は老化のはじまり。

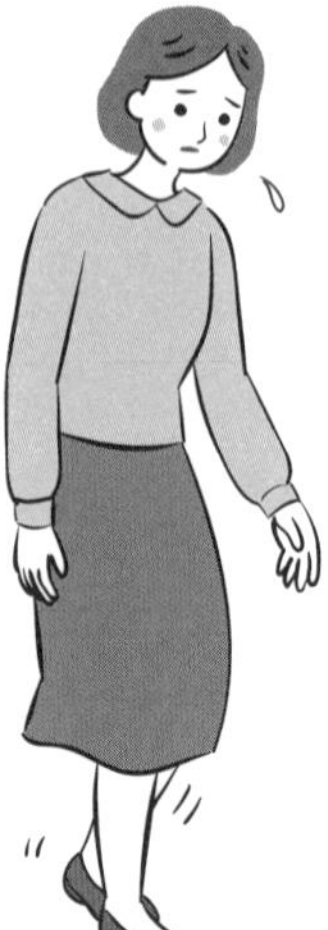

歩くスピードが遅くなった

左右の足を交互に動かすという一連の動作をスムーズに行えなくなったり、一歩を大きく踏み出す力がなくなり、歩幅が狭くなって生じる。

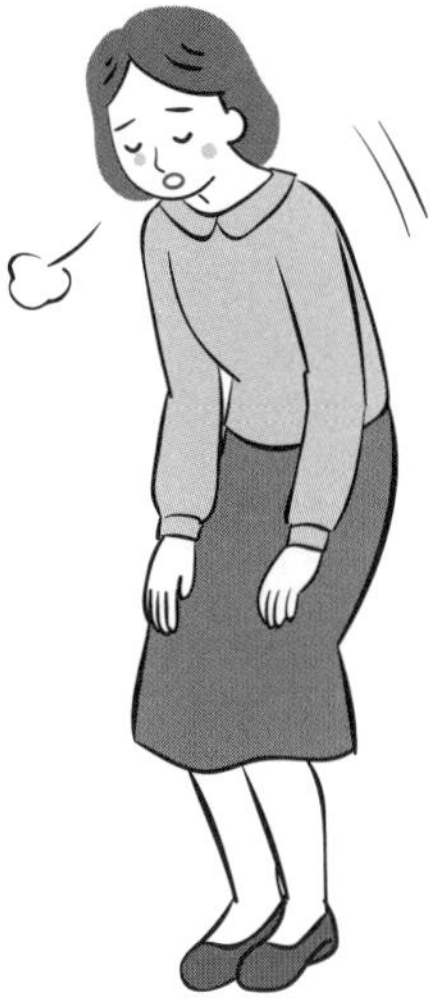

長い時間立っていることがつらい

長時間立つには筋肉の持久力が必要。筋力が衰えてくると持久力がなくなるため、すぐに休みたくなって座りたくなる。

階段や段差では手すりにつかまりたくなる

階段や段差では、片足立ちになって自分の体重を持ち上げなければならないので、大きな筋力が必要。

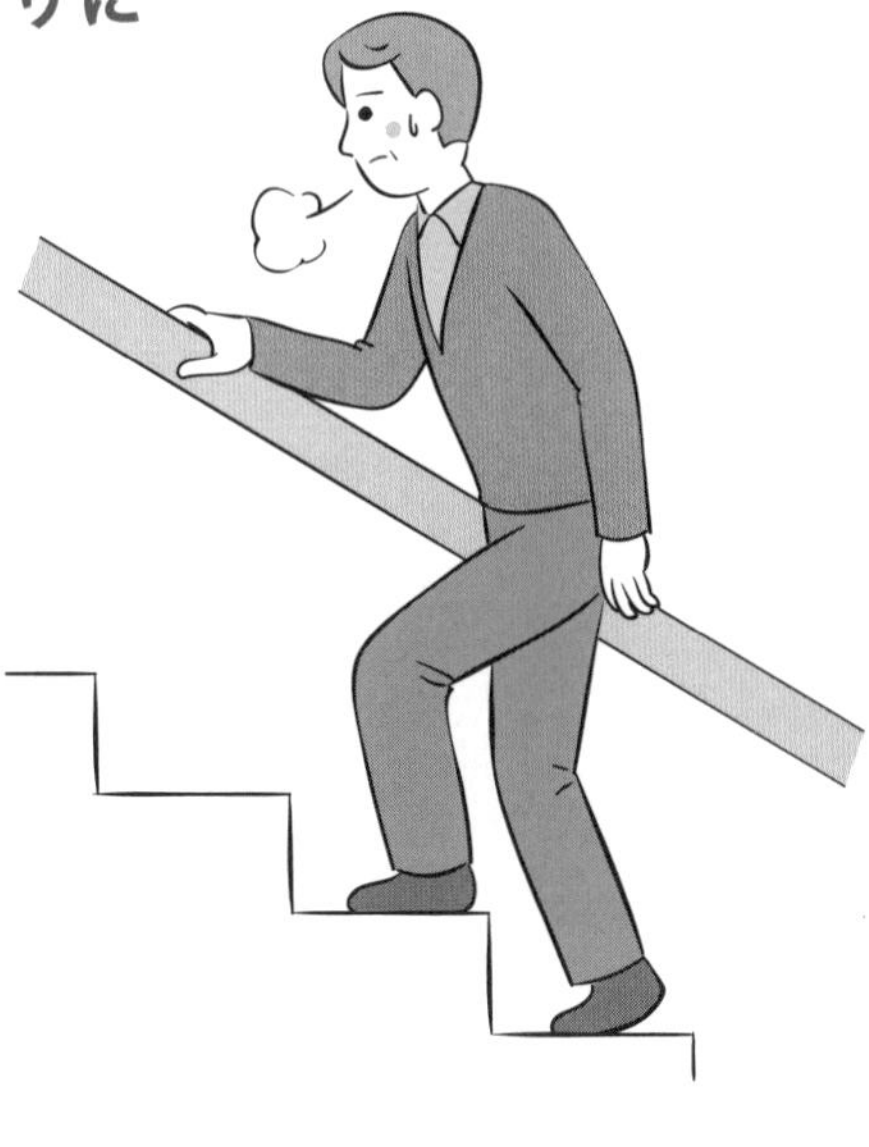

片足立ちで靴下をはけない

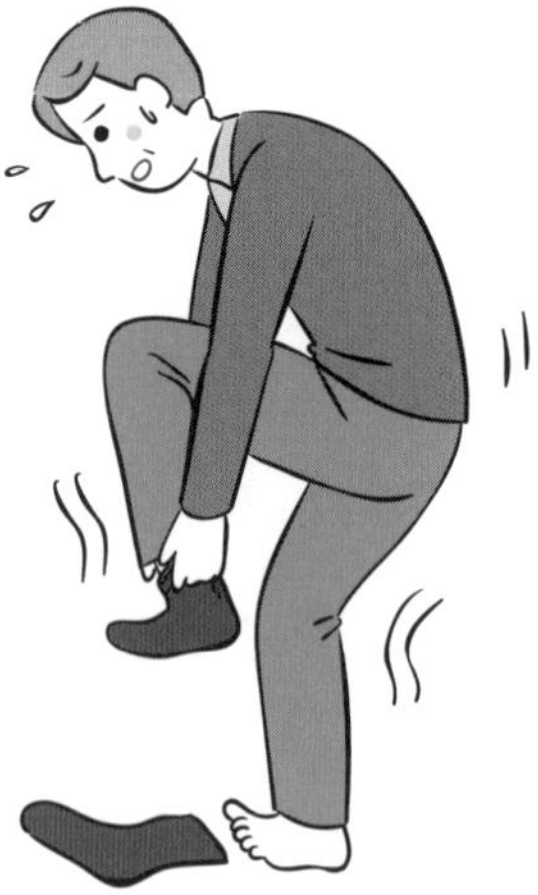

座るか、どこかに寄りかかっていないと靴下をはけなくなっているのは足（脚）の筋力が衰えたためにバランスをとることができなくなっていることが原因。

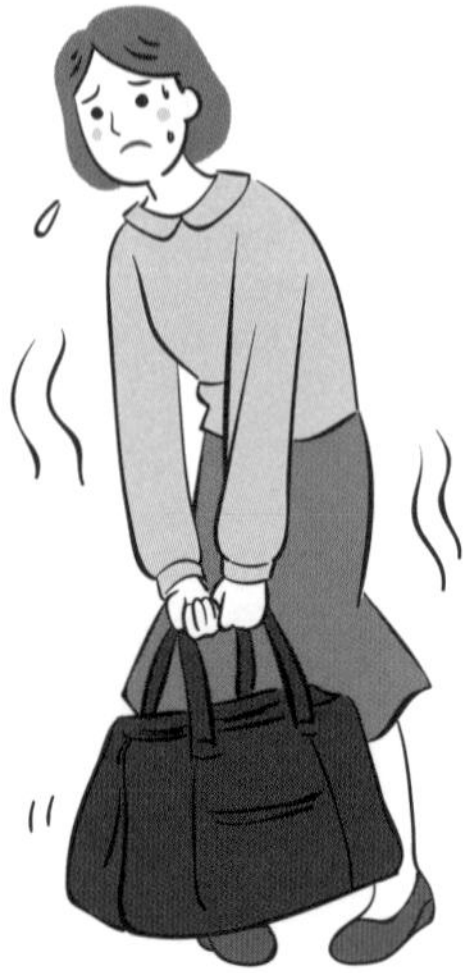

重たいものを持つとふらつく

重心がうまくとれなくなってふらつくのは、重いものを持つ腕の筋力だけでなく、バランスをとるための筋力が衰えているために起こること。

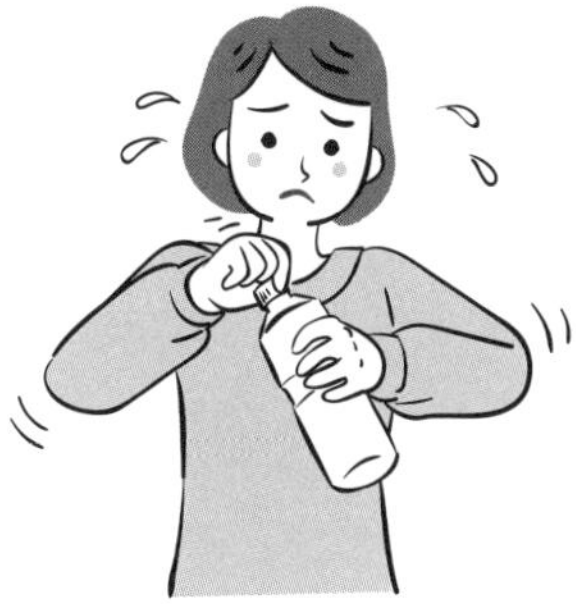

ペットボトルのキャップが開けにくい

指や関節に特に痛みがないのであれば、握力が低下していることが原因。握力の低下は、全身の筋力の低下の指標になるといわれているので注意が必要。

筋力の維持・アップを生活の中に取り入れよう

あなたはこれらのサインのうち、いくつ心当たりがありますか。一つでもあったら筋力低下が始まっていると自覚してください。「このくらいならまだ大丈夫」とか、「もう、今さらやっても無駄だから」と思わずに、毎日の生活の中に筋力の維持・アップの運動を取り入れていきましょう。

筋力低下を感じたら……

- 脚を鍛える3つのストレッチと4つの筋トレ→58〜73ページ
- ヨガを取り入れて筋活・骨活の効果アップ→第3章
- 食事からも筋活・骨活→第4章

はじめに

近年、日本は超高齢社会に入り、私たちの健康に対する意識は年々向上しています。いつまでも自分の足で歩きたい、寝たきりにはなりたくない、家族に迷惑をかけたくない、日々の生活を充実させたい……今の時代、誰もが考えることではないでしょうか。そしてそのためには、「身体を動かす」ことが最も重要であることが医学的にも明らかです。

私たち聖マリアンナ医科大学スポーツ医学講座では、2007年より神奈川県川崎市教育委員会との連携事業として「マリアンナ筋力アップ教室」を開催しています。この教室は、高齢者の方々を対象として、2週間に1回、3ヵ月間にわたり合計6回の教室を開催し、これを春と秋に行っています。これまで18年にわたり多くの方々が参加されてきましたが、内容は、人間が移動するときに必要な足(脚)をターゲットにした筋トレとストレッチが中心です。1回目と6回目の教室では、体力テストを行って3ヵ月間の教室の成果を客観的に評価していますが、過去にそれらを解析した結果、脚の筋力、バランス能力、柔軟性については統計学的に有意な向上を認めました。これらのことは多くの学会で発表し、論文化しています。また、私たちは最近の健康ブームの中で注目されている「ヨガ」についても、整形外科的な視点からその医学的効用に関する研究に着手し、2018年からは、「マリアンナヨガ教室」を開講しています。

本書では、いわゆる筋力を向上させる「筋活」、そして骨を丈夫にする「骨活」について、私たちの研究成果やほかの先行研究を織り交ぜて解説しています。必要最小限の筋トレを中心に、その効果をさらに高めるための「ヨガ」「食事」、そしてその他周辺知識を総動員してコンパクトにまとめました。

皆様の人生においては、趣味でいろいろな所に旅行したい、お友だちと一緒に食べ歩きをしたい、ゴルフのスコアを伸ばしたい、ハイキングに出かけたい、お孫さんと遊びたい、などいろいろな目標があると思いますが、整形外科医である私たちがおすすめする本書の内容を無理なく実践して、一生歩ける身体づくりに役立てていただきたいと思います。

藤谷博人
井上留美子

目次

整形外科医が教える
一生歩ける！　筋活・骨活

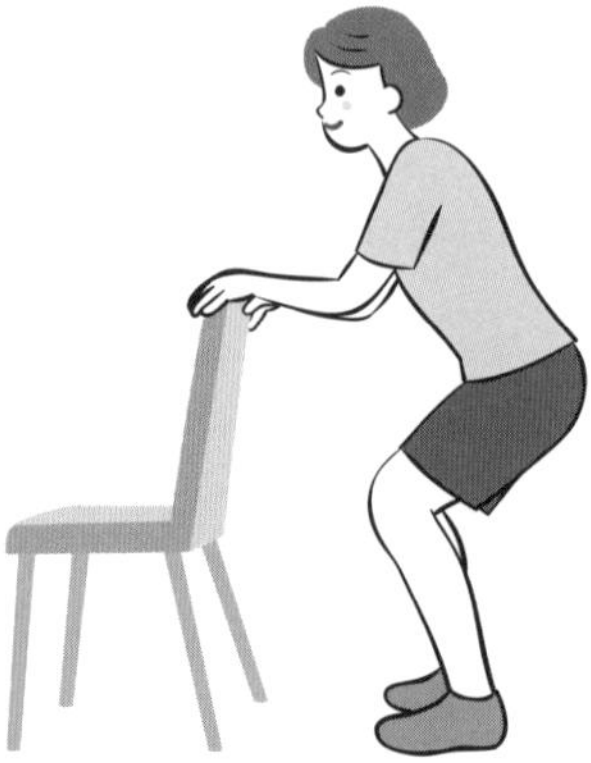

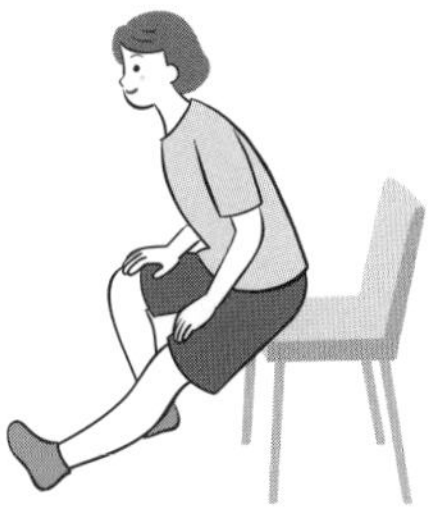

第2章 100歳まで歩ける必要最小限の筋トレ

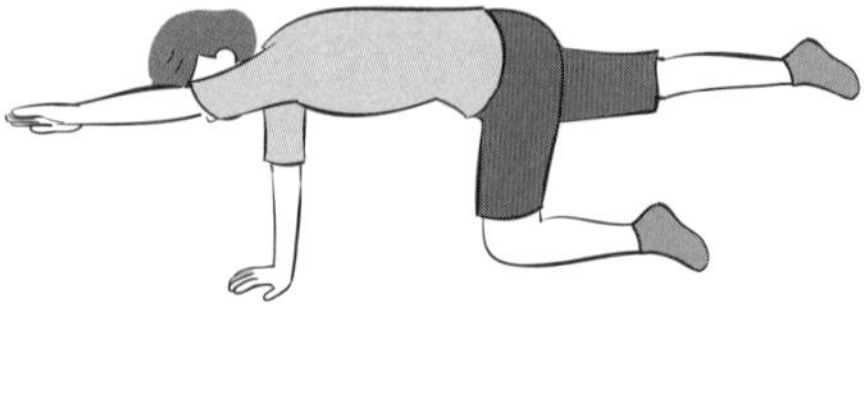

第3章 ヨガで筋活・骨活の効果を高める

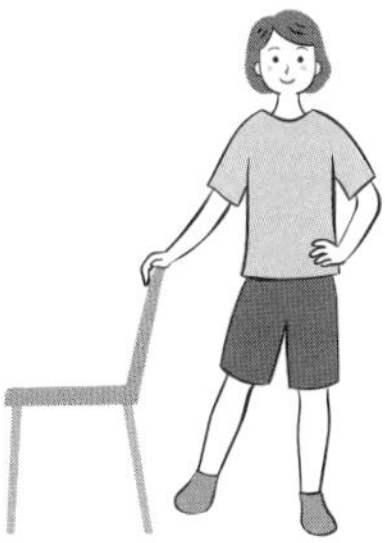

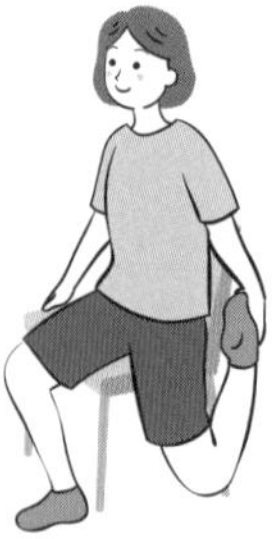

第1章

筋肉・骨について知る

筋肉や骨の役割は、身体を支え動かすこと。
日々を活動的に過ごすためには筋肉や骨の機能を維持することが不可欠です。
まずは筋肉・骨について知りましょう。

筋肉と骨の役割

筋肉と骨で身体を動かしている

ヒトの身体は約200個のさまざまな形の骨が組み合わさって骨格がつくられています。骨と骨のつなぎ目が関節です。骨は腱《けん》という組織で筋肉とつながっており、その筋肉が縮むことで、関節を曲げたり伸ばしたりして、身体を動かしています。骨につながっている筋肉を骨格筋《こっかくきん》といいます。骨格筋は自分の意思で動かすことができるので随意筋《ずいいきん》と呼ばれます。

また、筋肉は、胃や腸などの消化管や血管を動かしています。この筋肉を平滑筋《へいかつきん》といいます。そして、内臓の中でも心臓を動かす筋肉は心筋《しんきん》といいます。平滑筋や心筋は、骨格筋とは異なり、自分の意思で動かすことができない筋肉なので不随意《ふずいい》筋《きん》と呼ばれています。
そのほか、骨には外部の衝撃から内臓を守ったりカルシウムを貯蔵したりする役割もあり、筋肉には水分を貯蔵する役割もあります。

筋肉の種類

随意筋《ずいいきん》

自分の意思で動かすことができる筋肉

骨格筋《こっかくきん》

骨についている筋肉。身体を動かし、姿勢を保つ働きをする

不随意筋《ふずいいきん》

自分の意思では動かすことができない筋肉

心筋《しんきん》

心臓を動かす筋肉

平滑筋《へいかつきん》

胃、腸などの消化管や血管などを動かす筋肉

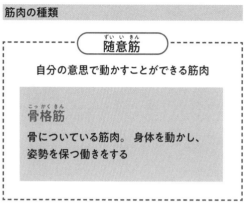

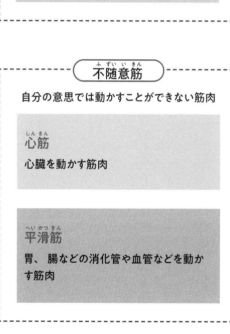

加齢による筋肉の変化

☑ 筋肉の萎縮は30代から

骨格筋は体重の約30％を占めており、収縮することで身体を動かす働きと姿勢を保つ働きをしています。一般的に「筋肉」といった場合は、この骨格筋のことを指しており、筋力トレーニング（筋トレ）といった場合は、骨格筋を鍛えることをいいます。

筋肉は、筋線維《きんせんい》という細長い線維が束になった筋線維束が集まったものです。この筋線維は骨格筋の細胞にあたるものです。

筋線維は、年齢を重ねると、組織の代謝が悪くなって萎縮します。つまり、筋肉が細くなってやせてきます。私たちが日頃「筋肉が落ちた」といっているのは、この状態です。
筋肉の萎縮は、まず30代から、筋線維の1本1本がだんだん細くなってくることから始まります。そして、40代、50代になると、筋線維の数が減ってくるという経過をたどります。こうした変化の結果、筋肉の量が減り、筋肉の断面積も小さくなっていきます。筋肉の量が減ると筋力も低下してきます。これが加齢による筋肉の変化です。

筋肉の構造

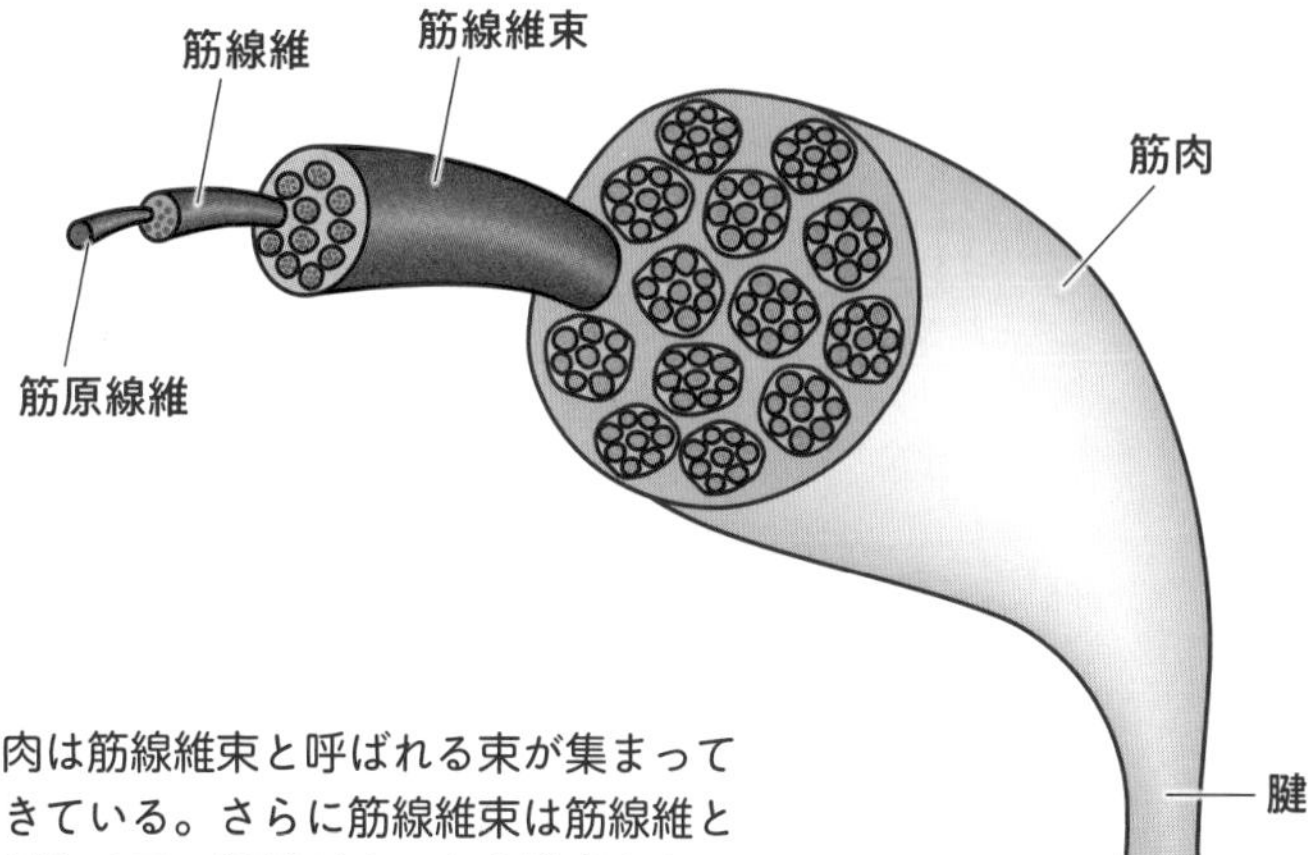

筋肉は筋線維束と呼ばれる束が集まってできている。さらに筋線維束は筋線維と呼ばれる長い線維が束になり構成されている。筋線維の細胞質には筋原線維と呼ばれるたんぱく質の束が詰まっている。

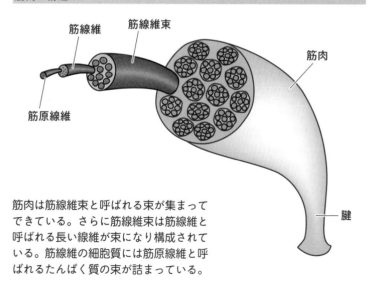

☑ 筋力低下は下肢から始まる

ヒトの身体は、大きく分けると体幹《たいかん》と体肢《たいし》に分けることができます。体肢のうち、肩・腕・肘《ひじ》・手が上肢《じょうし》、股・大腿《だいたい》（太もも）・膝・下腿《かたい》（すね）・足が下肢《かし》（脚）です。

体幹と体肢

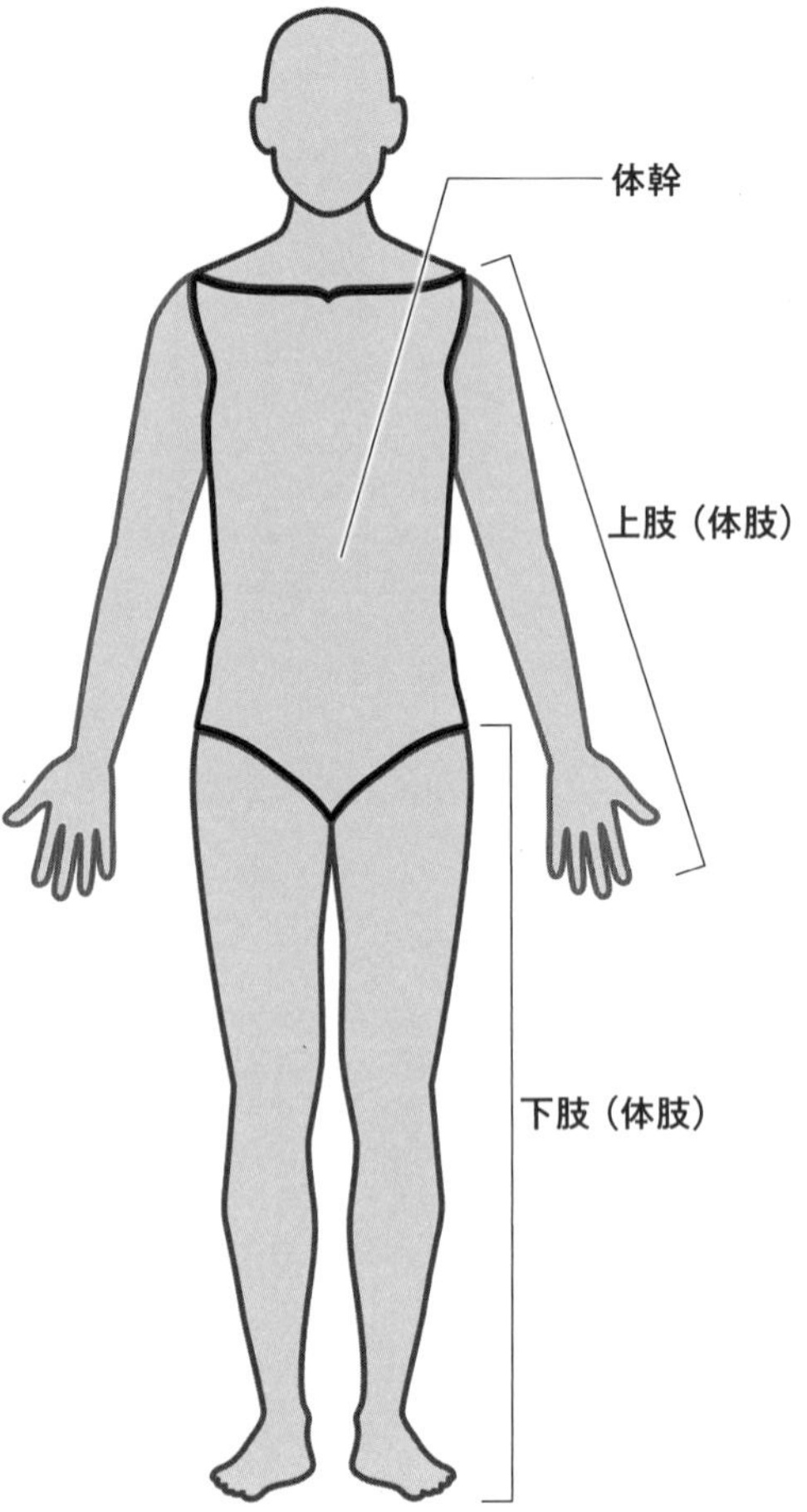

筋力の加齢変化

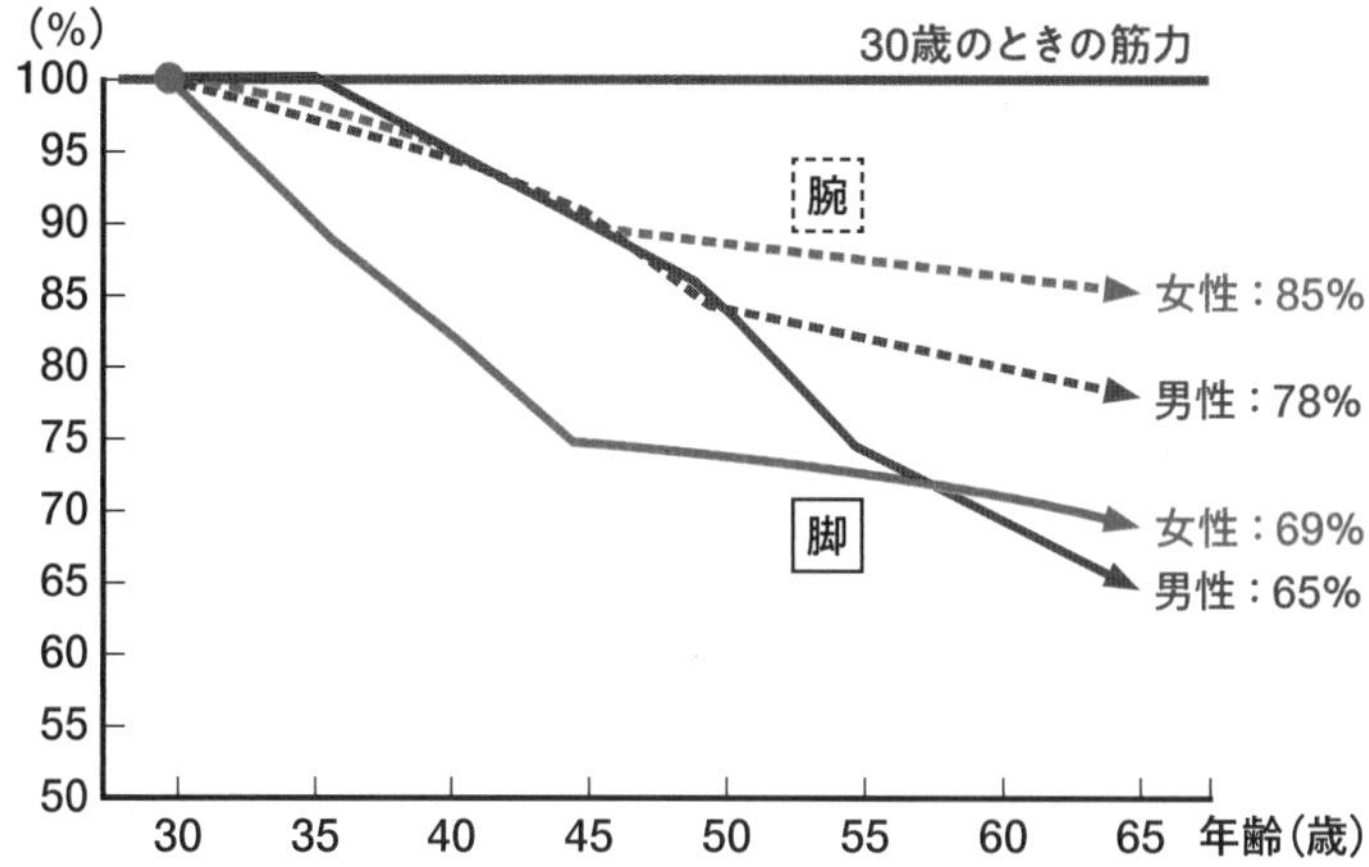

（久野譜也,村上晴香,馬場紫乃,金 俊東,上岡方士　高齢者の筋特性と筋力トレーニング 体力科学 第52号 Suppl,17-30,2003を改変）

体肢のうち、腕の筋力と脚の筋力の生涯にわたる変化を男女別に調査した研究があります。30歳のときの筋肉の量を100％とした場合に65歳のときにどの程度の筋力になったのかということを調べた結果、女性より男性の方が筋力低下が著しく、男女とも腕よりも脚の方が筋力低下の幅が大きいということがわかります。この調査の対象となっている人は、特に運動しているわけではなく普通の日常生活をしている人なので、この結果は自然現象としてとらえてよいものです。

腕よりも脚の方が筋力低下が著しいというのは、人が移動するとき、つまり歩くときは主に下肢を使うため、使っているものほど使わなくなったときには萎縮して、筋力の低下が強く出るということだと思います。

こうした現実を踏まえて、私たちの筋力アップ教室では、腕よりも脚を重視した筋力強化を取り入れるようにしています。

☑速筋の萎縮が早く進む

筋肉には速筋《そっきん》と遅筋《ちきん》という2つのタイプがあります。速筋は、瞬間的に大きな力を出す筋肉で、発揮する力は大きいですが持久性がありません。短距離走などで使われる筋肉です。一方、遅筋は、発揮する力は小さいですが持久性があります。マラソンなどで使われる筋肉です。この2つの筋肉を比べると、速筋の方が加齢による筋肉の萎縮が早く現れます。20歳のときの速筋の割合は全体の52％であるのに対し、80歳では40％になってしまうともいわれています（左図）。

加齢と速筋の萎縮の関係

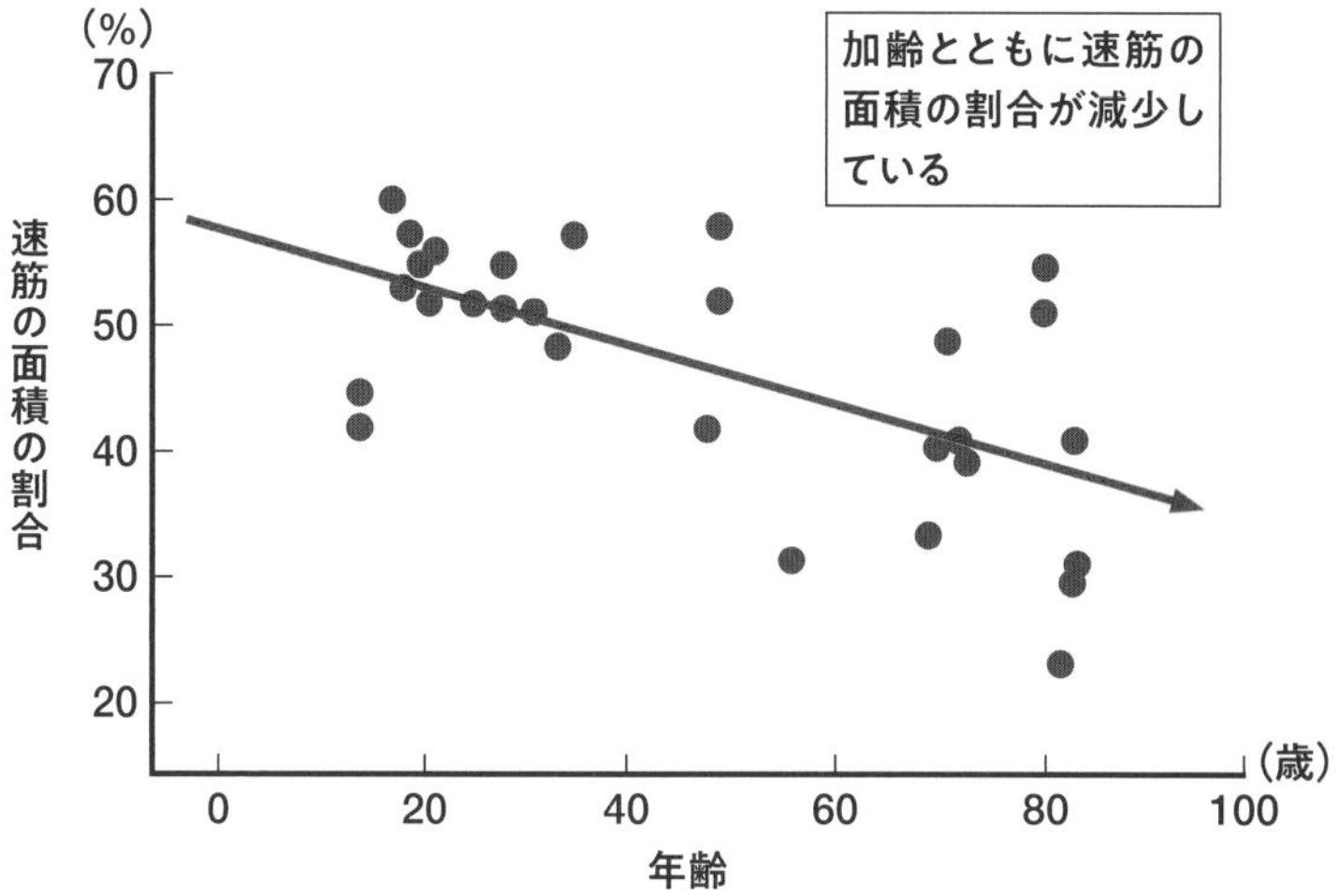

(%)
70
60
50
40
30
20
速筋の面積の割合
加齢とともに速筋の面積の割合が減少している
0
20
40
60
80
100
(歳)
年齢

(Lexell J. et al. What is the cause of the ageing atrophy? Total number, size and proportion of different fiber types studied in whole vastus lateralis muscle from 15 to 83 years old men. J.Neurol Sci. 1988.を改変)

速筋が萎縮すると、とっさの行動が遅くなります。例えば、つまずいたときに転ばないように反応することができなくなり、日常生活にも影響が出てきてしまいます。

一方、遅筋は加齢による萎縮が少ないといわれています。

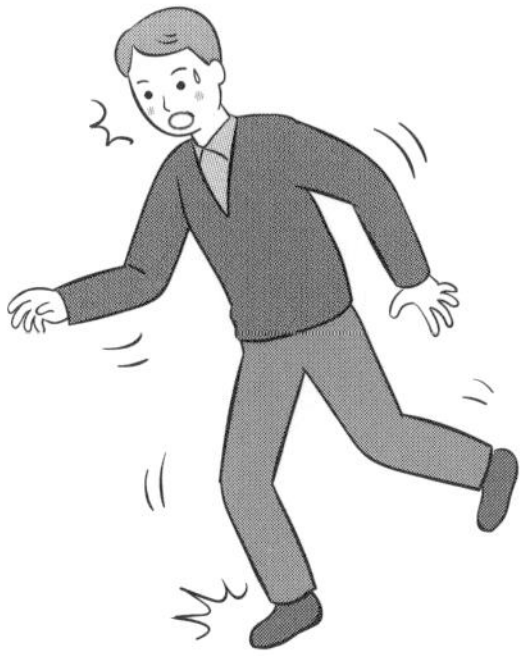

☑ 筋力はあっという間に落ちる

厚生労働省の研究の一つに、病院のベッドで横になって寝ている状態を続けた場合、高齢者の筋力は1週間で20％、2週間で36％、3週間で68％落ちるというデータがあります。つまり、3週間で半分以下の筋力になってしまうということですから、恐ろしいことです。

寝たきりなどで必要以上に安静にすることや活動しなくなることによって、関節の動きが悪くなったり、骨がもろくなるといったさまざまな症状が現れます。こうした状態を廃用性症候群《はいようせいしょうこうぐん》といい、その症状の一つに筋肉がやせ衰える廃用性萎縮があります。

寝たきりのような不活動の状態が続くと、のどに異物が入らないようにする咳の力が弱くなったり、嚥下《えんげ》機能（飲み込む力）が弱くなったりするため、食物や胃液、口の中の細菌などが気管を通って肺に入ってしまうことがあります。そうなると肺炎（誤嚥性肺炎《ごえんせいはいえん》）などの感染症を起こしやすくなります。さらに、寝たきりで、尿を出すための管をつけている場合には、気をつけていてもその管から細菌に感染することがあります。こうした感染症のリスクも、身体を起こして活発に動くことで予防できるのです。

☑ 手術後、すぐにリハビリをすることが大切

手術をした患者さん、特に高齢者の場合は、術後に寝た状態を長く続けてしまうと著しい筋力低下が起こり、結果的にリハビリをする時間も増えてしまいます。ですから整形外科では、手術の翌日から可能な限り、身体を動かすリハビリをするようにしています。大腿骨頸部骨折《だいたいこつけいぶこっせつ》などの場合は、いきなり立つことはできませんが、なるべく早期にベッド上で上半身を起こして食事をとるなどしています。筋力のリハビリは、筋力が低下する前に開始することが重要なので、最近のリハビリはかなり開始が早くなっています。

筋肉と筋力

筋力の強さは筋線維の太さと神経因子に影響される

筋力とは、文字通り筋肉の力のことですが、筋線維の太さ、つまり筋肉の断面の大きさ（断面積）に比例するといわれています（17ページ）。筋線維が太く、筋肉の断面積が大きければ大きいほど筋力が強くなるということです。スポーツ選手で腕や太ももの筋肉が大きく盛り上がっている人は筋力があるということです。

しかし、筋力は断面積だけに左右されるわけではありません。神経因子《しんけいいんし》というものにも影響されます。手足の関節や筋肉は、脳の神経からの「動かしなさい」「収縮しなさい」という指令が届くと動くわけですが、その神経の伝達する力がすなわち神経因子の強さになります。筋肉の大きさとは違って目には見えないものですが、この神経因子の強さは筋力に非常に大きく関与しています。

このように、筋肉の断面積という目に見えるものと神経因子という目には見えないもの、この2つが両輪となって筋力を支配しているのです。

神経因子による筋肉の制御

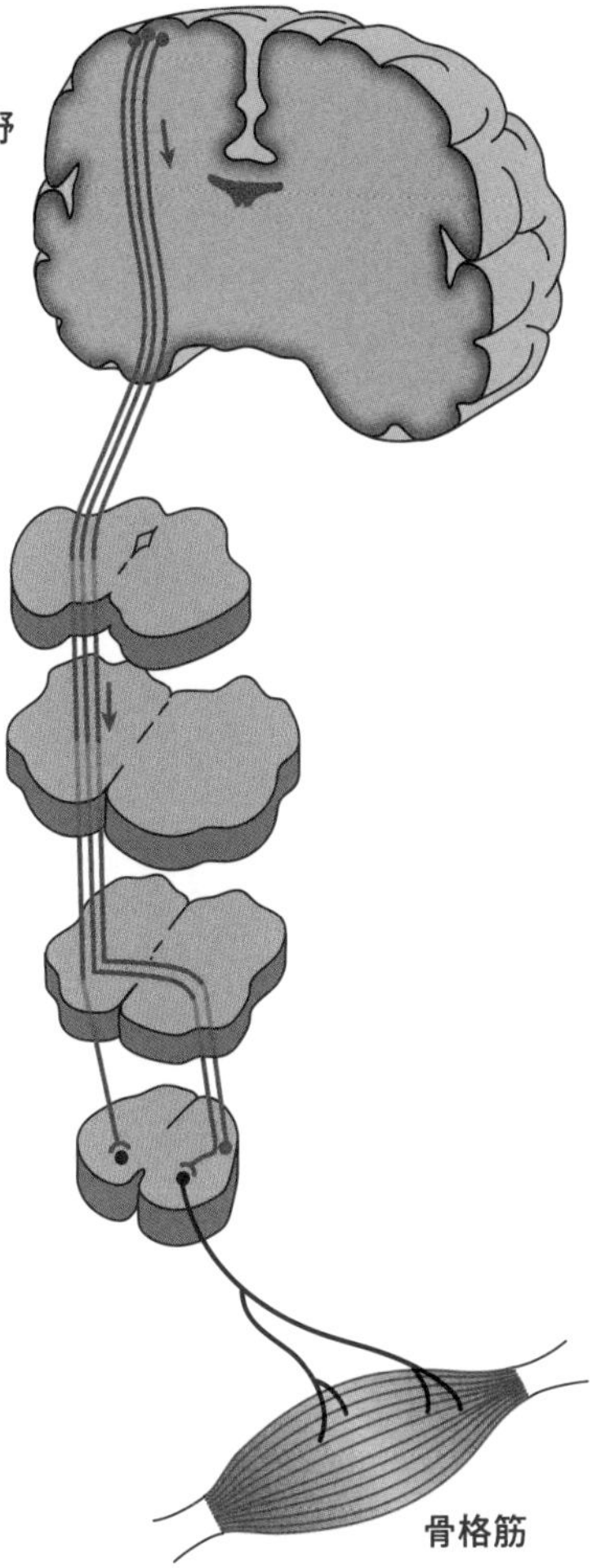

脳からの指令が脊髄を通って骨格筋に届く。

☑筋トレの効果はまず神経因子が作用する

筋トレを行うことにより、神経因子が強くなり、筋肉の断面積が大きくなることで、筋力はアップします。しかし、筋トレを行った効果は、筋肉の断面積と神経因子に対して同時に表れるのではなく、まず神経因子が強くなって、さらに筋トレを継続していると次に筋肉の断面積が大きくなってくるのです。つまり、筋トレを始めた直後は、筋肉は細いままでも、神経因子という目に見えない要素が強くなって筋力がついてくる、ということです。その後も、筋トレを続けると、今度は筋肉自体も太くなってさらに筋力がつき、この2段階の過程で筋力が上がっていくという仕組みになっています。

筋力アップ教室に参加している人の場合も、筋トレをしていても最初は見た目の筋肉の盛り上がりはないのですが、筋力を測ってみると筋力が上がっているということが多くみられます。ですから、特にシニアの場合は、見た目の筋肉が大きくならないからといって筋トレの効果がないと思う必要はないということです。

筋力トレーニングの効果

1. 筋トレを行う

↓

2. 神経因子が強くなる

↓

3. 筋肉自体も太くなる

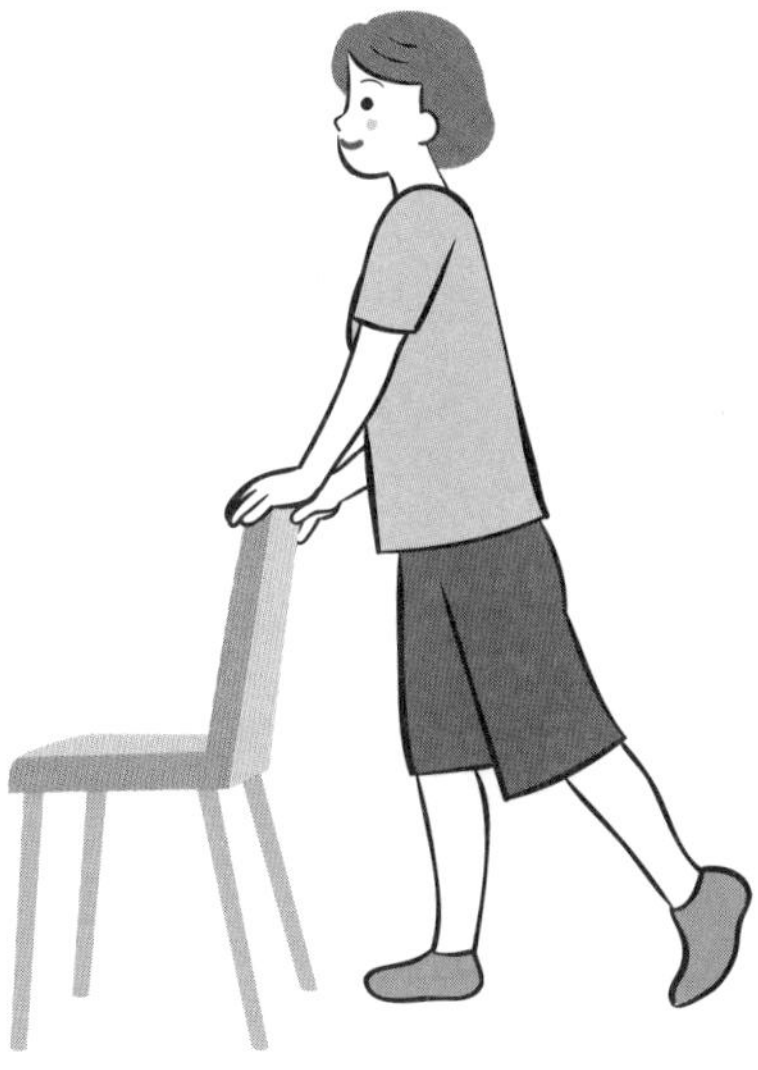

筋トレは、ねらった筋肉を動かす

よく患者さんから「筋力をつけるにはどうしたらいいですか」「歩けばいいですか」と聞かれることがあります。もちろん、歩かないより歩いた方がいいに決まっていますが、「ただ漫然と歩くのではなく、できれば鍛えたい筋肉をきちんと決めて、それをねらって適切な筋トレをしてください」とお答えしています。

つま先を上げる力をつける

特に、脚の筋力が低下すると、だんだんつま先を上げる力がなくなり、歩いているときに上がりにくくなります。そうすると、つまずきやすく、転倒しやすくなります。つま先が上がらなくなってつまずきやすくなっている人というのは、具体的には膝の下の前脛骨筋《ぜんけいこつきん》という足首から先を上げることをつかさどる筋肉が衰えています。足首の動く範囲（可動域）はそれほど狭くなっているわけではなくても、前脛骨筋の筋力が下がるとつま先を素早く上げることができなくなります。実際に歩いていてつまずくことが多くなってきたら要注意です。前脛骨筋をターゲットにしたストレッチをした方がよいでしょう（60ページ参照）。

☑ 太ももを持ち上げる力をつける

また、太ももを持ち上げる筋力が低下すると歩幅が狭くなり、ちょこちょこ歩くようになります。これもつまずき、転倒の原因になります。この場合は、主に腸腰《ちょうよう》筋《きん》や太ももの前面の大腿四頭筋《だいたいしとうきん》をターゲットにした筋トレをするとよいでしょう。

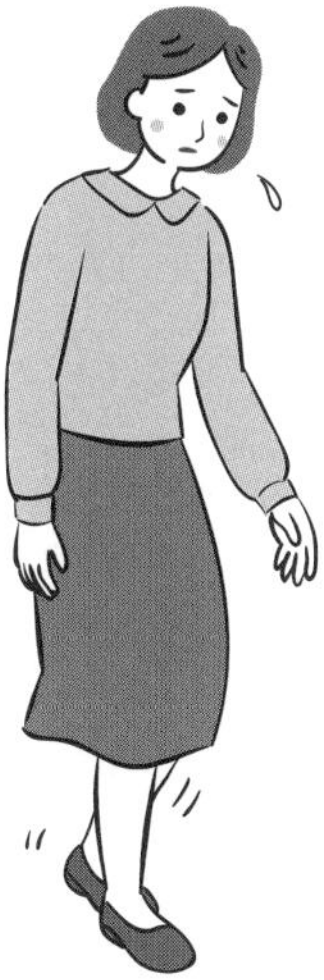

COLUMN 01

健康寿命とフレイル

高齢化とともに、平均寿命が年々長くなり、人生は80年時代から100年時代といわれるようになってきました。そんな時代に注目されるようになった用語が「健康寿命」です。健康寿命とは、「健康上の問題で日常生活が制限されることなく生活できる期間」と定義されています。厚生労働省が国民の健康づくり運動として進めている「健康日本21」では、平均寿命と健康寿命の差をなるべく小さくすることを目標としています。つまり、ただ長生きするのではなく、健康な日常生活を送り続けられることを重視するようになっているのです。

健康な生活を妨げるものとしてあげられているのが「フレイル」です。フレイルは「虚弱」という意味で、健康な状態と、日常生活でサポートが必要な介護状態との間にあたる段階の状態をいうものです。

このフレイルを予防することが健康への近道であり、健康寿命を延ばすために必要なことです。健康長寿を実現させるためのフレイル評価というものがありますが、世界的に多くの研究がなされ議論されています。

フレイル評価の5つの項目（下記）の低下は、こころの変化（落ち込み、抑うつ、不安、疲労感などの感情）につながるものばかりです。日々ストレスを感じていても、同じように身体面、心理面、行動面に反応が表れてしまいますが、年齢を重ね身体が衰えてくると、いつもと同じように生活していても、気がつかないうちにこころの衰えにつながってしまうのです。

フレイルを予防するためには、適度な運動を行い、十分な栄養をとり、人とのつながりを保つよう心がけることが大切です。そのためにも筋力の維持はとても有用なことなのです。

フレイル評価

以下の5つの項目のうち3つ以上があてはまるとフレイル、1～2つあるとプレフレイル（中間）、該当がなければロバスト（健常）といわれています。

項目	評価基準
1.体重減少	6ヵ月で2kg以上の（意図しない）体重減少
2.筋力低下	握力：男性28kg未満、女性18kg未満
3.疲労感	（ここ2週間に）わけもなく疲れたような感じがする
4.歩行速度	通常歩行速度：1秒当たり1.0m未満
5.身体活動	①軽い運動・体操をしていますか？ ②定期的な運動・スポーツをしていますか？ 上記いずれも「週1回もしていない」と回答

（国立研究開発法人国立長寿医療研究センター「改訂日本版フレイル基準（J-CHS基準）」（Satake S and Arai H. Geriatr Gerontol Int. 2020; 20(10): 992-993）をもとに作成）

加齢による骨の変化

☑ 骨の新陳代謝のバランスが崩れて骨密度が低下する

加齢による骨の変化は、なんといっても骨密度が低下することで、骨粗鬆症《こつそしょうしょう》の発症率が高くなることです。いわゆる骨がスカスカになってくるということです。

少し詳しく説明すると、骨には、細胞レベルでは破骨《はこつ》細胞と骨芽《こつが》細胞がありますが、破骨細胞が古い骨を壊し、壊された部分に骨芽細胞が新しい骨をつくり骨の新陳代謝（リモデリング）が行われています。カルシウムは骨を構成する重要な成分で、古い骨が壊されるときに骨から溶け出し、新しい骨がつくられるときに骨に取り込まれます。若いうちは、その2つの細胞のバランスが恒常性を保っているため、骨の密度は保たれています。ところが、加齢に伴いそのバランスが崩れ、骨芽細胞の働きよりも破骨細胞の方が上回ってきます。そうすると、骨を壊す方が優位になって骨密度が下がってしまいます。これが骨粗鬆症の病態です。

骨の新陳代謝（リモデリング）

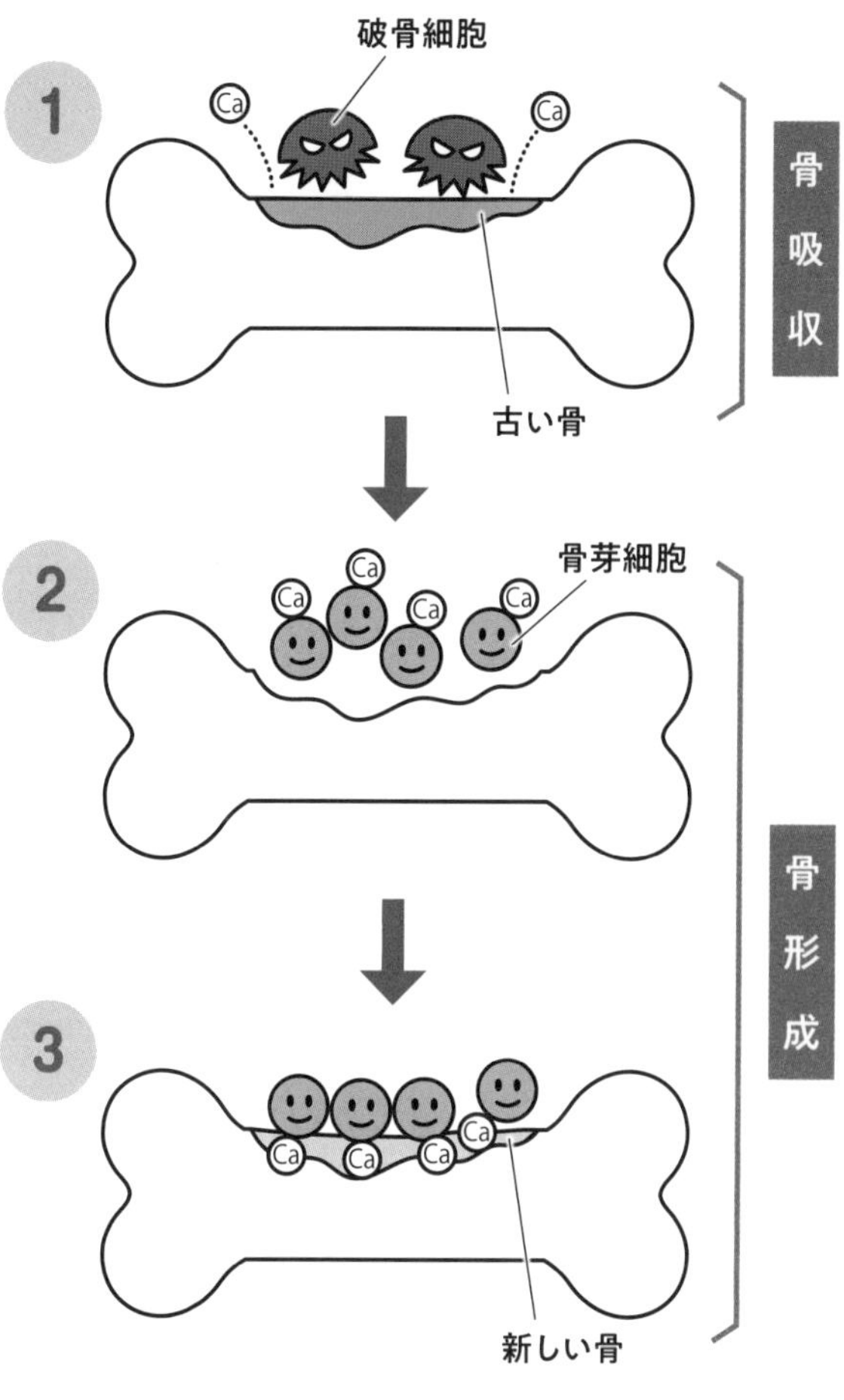
破骨細胞
1
Ca
Ca
骨吸収
古い骨
2
骨芽細胞
Ca
Ca
Ca
Ca
3
Ca
Ca
Ca
Ca
骨形成
新しい骨

1 破骨細胞が古くなった骨を壊す。

2 壊された部分に骨芽細胞が集まる。

3 骨芽細胞によって新しい骨がつくられる。

☑ 閉経後の女性に多い

骨粗鬆症は、一般的には50代以降の女性に多くみられます。これは、閉経後に女性ホルモンのエストロゲンが分泌されなくなることが影響しています。エストロゲンは卵巣から分泌されるホルモンで、子宮内膜を増殖させて妊娠の準備を整える働きをすると同時に、破骨細胞の働きを緩やかにする役割があります。閉経後に卵巣機能が停止すると、エストロゲンも分泌されなくなるために骨の破壊が進んでしまいます。骨粗鬆症の患者さんに処方される薬の中には、エストロゲン製

女性の骨密度の変化

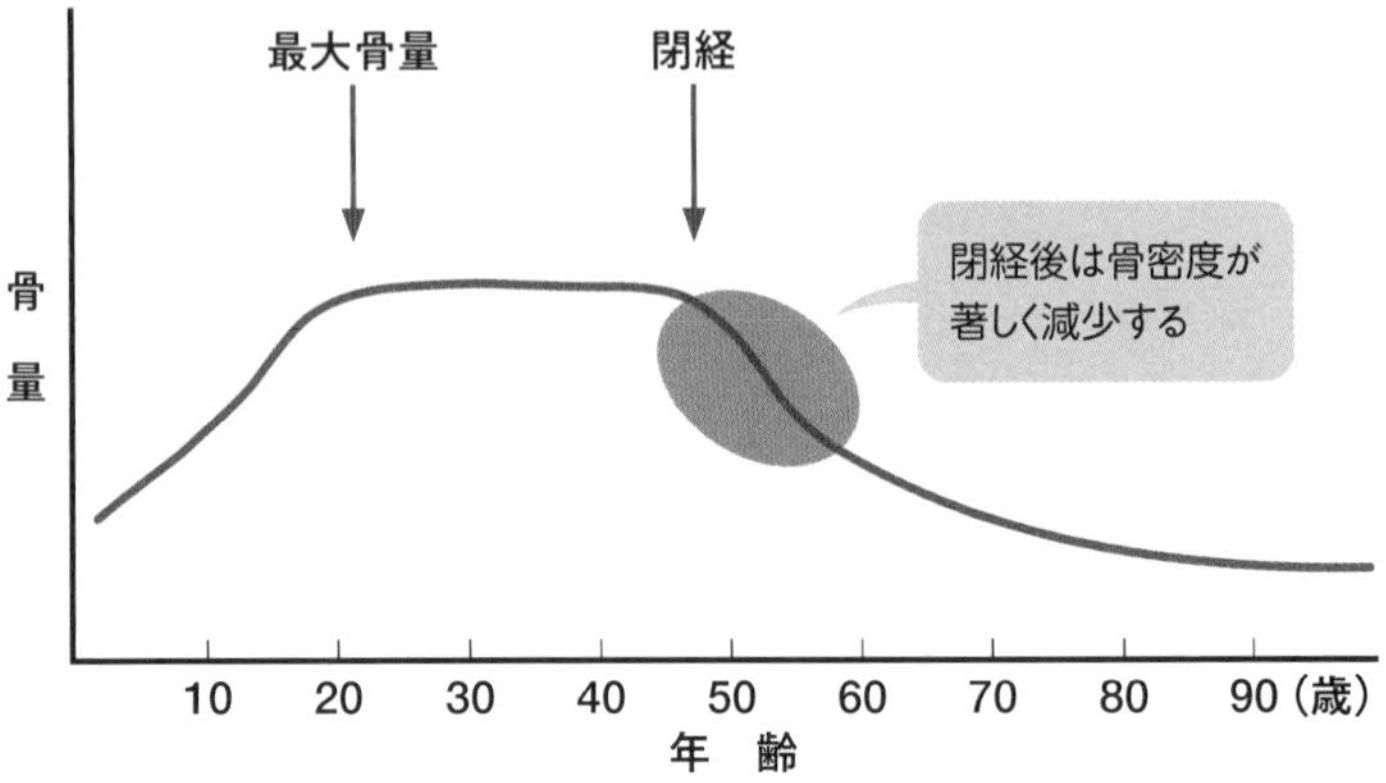
最大骨量
閉経
閉経後は骨密度が著しく減少する
骨量
10
20
30
40
50
60
70
80
90（歳）
年齢

（日本骨粗鬆症学会「骨粗鬆症の予防と治療ガイドライン2015年版」を改変）

剤も含まれています。

また、骨粗鬆症になると骨がもろくなるので骨折しやすくなります。高齢者の転倒による骨折で多いのは、つまずいて転んだときに手をついたら、手首の骨が折れてしまったというケースです。手をつくことができず肩から転がってしまい肩を直接ぶつけてしまった場合には肩関節の近くの骨折になります。

尻もちをつくような転倒をした場合に多いのが腰椎《ようつい》の圧迫骨折です。そして脚の付け根、大腿骨頸《だいたいこつけい》部《ぶ》骨折も非常に多く、ほとんどが入院して手術になる重症度の高い骨折です。

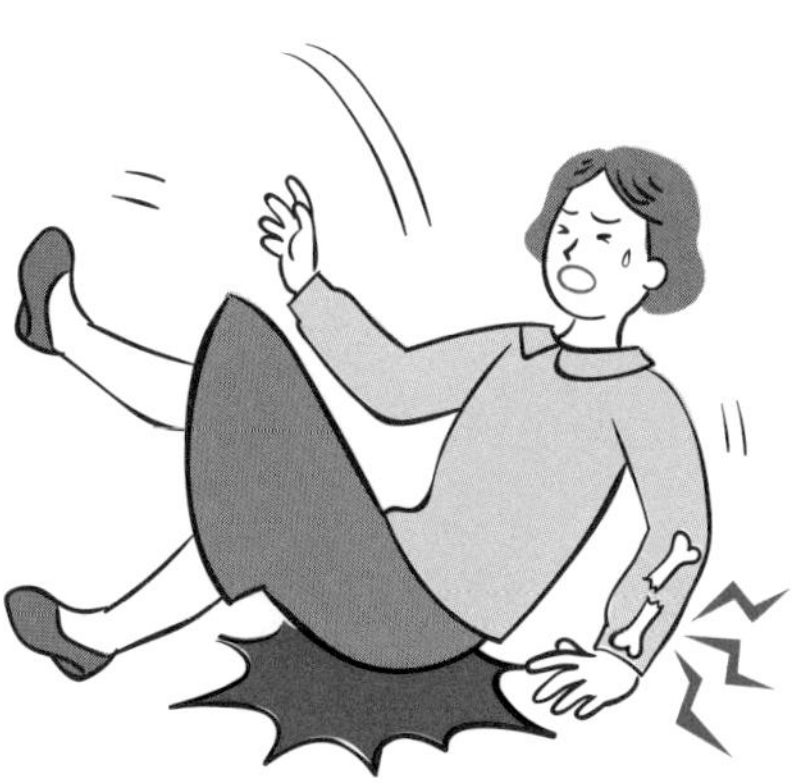

骨粗鬆症の要因と予防・治療

骨粗鬆症と運動

骨粗鬆症の要因には、運動不足も関係しています。特に、骨に体重がかからない状態、いわゆる不活動の状態がよくないといわれています。高強度の筋トレを行った高齢者の骨密度を12ヵ月後に測定したところ骨密度の上昇がみられましたが、その後6ヵ月間筋トレを休んでから測定したところ大幅に低下してしまったというロシアでの研究があります。この結果から、人は、運動をある程度継続していかないと骨密度を上げること、維持していくことが難しいということがわかります。そういう意味でも運動は非常に大切だといえます。

歩くことや簡単なスポーツをすることなどがありますが、骨に荷重、重力負荷がかかるような運動（インパクトスポーツ）が適しています。縄跳びやジャンプも有用ですが、やりすぎると膝関節の軟骨に負担がかかるので注意してください。

骨粗鬆症と食事

栄養面では、カルシウム、ビタミンK、ビタミンDの不足が骨粗鬆症に影響します。食事でこれらの栄養素の補充が大事です。カルシウムであれば魚、牛乳、豆腐をとる、ビタミンKならば納豆、海藻をとる、またビタミンDならば魚、きのこ類、特に干ししいたけなどをとるようにします（140ページ参照）。

骨粗鬆症と栄養素

カルシウム	骨や歯の構成成分になる
ビタミンK	カルシウムを骨に沈着させて骨の形成を促す作用がある
ビタミンD	カルシウムの腸管での吸収を促進させ、血中カルシウム濃度を一定に調節することで、神経伝達や筋肉の収縮などを正常に行う働きがある

骨粗鬆症と日光浴

日光浴不足も骨粗鬆症の要因になります。年齢とともに外出が減る、屋外で運動する機会が減るという人は多く、日光に当たる時間が減ってしまいがちです。日光に当たることで骨代謝が上がり骨密度の増加につながるといわれており、骨粗鬆症の患者さんには、天気のよいときには外に出て30分くらい散歩をすることをおすすめしています。また、皮膚にはプロビタミンD_3という物質があり、日光を浴びることにより体内でビタミンDに変わり、このビタミンDがカルシウムの吸収を助ける働きをします。

日光浴といっても難しく考える必要はありません。手のひらや足など、身体のどこか一部が日光に当たれば、効果は生まれます。散歩に出かけたり、日々の買い物などで外出したり、またはベランダでの水やり、洗濯物を干すことなどでもかまいません。もちろん、いわゆる日向ぼっこもいいですし、日に当たるところで筋トレをするなどもよいでしょう。ただし、それらの際に紫外線の対策を過度に行うと、効果が低下するので注意が必要です。

☑ 骨粗鬆症の薬物治療

骨粗鬆症に対する薬物治療には、大変多くの種類の薬剤があり、また注射、飲み薬、点滴などのいろいろな投与方法がありますが、担当医が患者さんに合わせて適切な処方をします。

なお、サプリメントについてはさまざまなものが市販されていますが、処方薬剤との併用については、医師や薬剤師に相談してください。

骨粗鬆症は気がつかないうちに悪化していることがあります。早めに対策することで、骨折などの重篤なケガを避けることができますので、定期的（半年か1年）に病院で検査を受けることが大切です。

転倒の原因はどこにある？

☑加齢によりバランス能力が低下する

スポーツ庁では体力・運動能力調査を実施しています。65歳から79歳の高齢者のテスト項目は、次の7つです。

①ＡＤＬ（日常生活活動テスト）――食事や排せつ、入浴などの日常生活に最低限必要な動作ができるかできないかを質問紙によって評価する。

②握力――握力計を使用して左右交互に2回ずつ測定する（全身の筋力の評価になる）。

③上体起こし――あお向けの状態から上体を起こす動作を30秒間で何回できるかを測定する（腹筋などの評価になる）。

④長座体前屈――両脚を伸ばした状態で座った姿勢から上半身を前屈させ、腰から

太ももにかけての筋肉の柔軟性を評価する。

⑤開眼片足立ち――両手を腰に当てて片足で立ち、どれくらいの時間その姿勢を維持できるかを測定し、足の筋力やバランス機能を調べる。

⑥10m障害物歩行――2m間隔で置かれている障害物をまたいでゴールまで歩く速度を測り、足を上げる動作に注意を向けられるか、動的バランス能力があるかを評価する。

⑦6分間歩行――普通に歩く速さで歩き、6分間で移動した距離を測り、心肺機能の衰えなどを評価する。

2022年の調査結果を見てみると、バランス能力の指標である開眼片足立ちでは60代後半から70代後半にかけて、片足立ちのできる時間が20％も短縮しており、加齢とともにバランス能力が低下していることがわかります。

開眼片足立ちの調査結果（65歳～79歳）

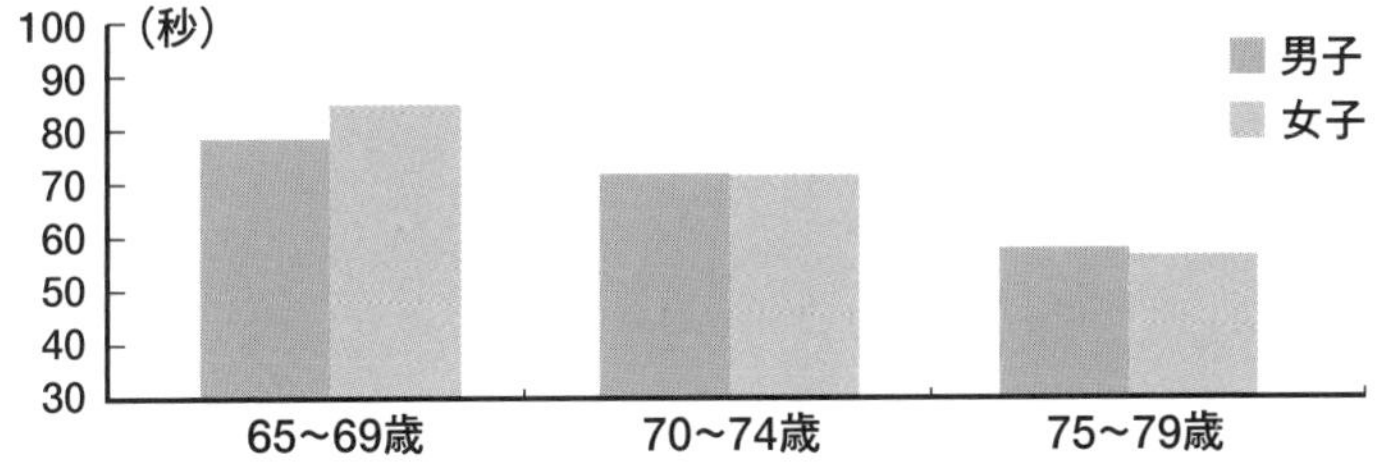

（スポーツ庁「令和4年度体力・運動能力調査結果」をもとに作成）

☑高齢者の救急搬送事故の約80%が転倒によるもの

東京消防庁から発表された「救急搬送データから見る日常生活事故の実態（令和3年）」によると、救急搬送される人の事故では、転倒、つまり「転ぶ」ことが最も多く、60代では約70%、70代では約80%となっています。10代から30代まででは約40%であることと比べてみても、年齢を重ねると転倒事故が増えていくということがわかります。

さらに、65歳以上の高齢者が「転ぶ」要因について見てみると、1位は段差、2位は階段があげられています。どちらの場面でも「昇る」と「降りる」動作が必要になります。そして、この動作を可能にするのが、脚の筋力とそれに関連したバランス能力です。つまり、高齢になっても転ばないようにするためには、脚の筋力とバランス能力の維持または向上が重要であるということが、こうした実態からもよくわかります。

救急搬送される事故の要因

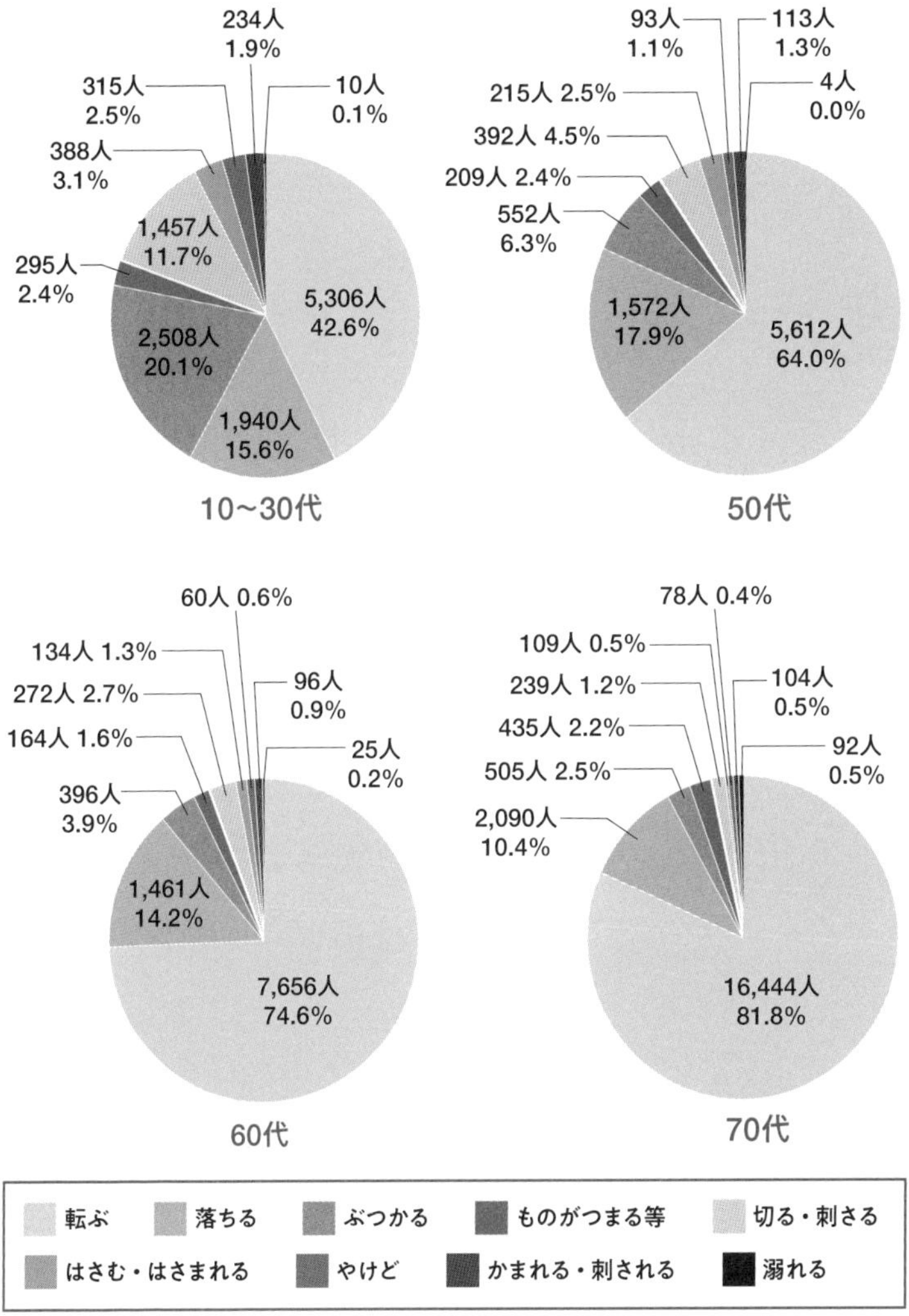

234人
1.9%
315人
2.5%
10人
0.1%
388人
3.1%
1,457人
11.7%
295人
2.4%
5,306人
42.6%
2,508人
20.1%
1,940人
15.6%
10〜30代
93人
1.1%
113人
1.3%
215人 2.5%
4人
0.0%
392人 4.5%
209人 2.4%
552人
6.3%
1,572人
17.9%
5,612人
64.0%
50代
60人 0.6%
134人 1.3%
272人 2.7%
96人
0.9%
164人 1.6%
25人
0.2%
396人
3.9%
1,461人
14.2%
7,656人
74.6%
60代
78人 0.4%
109人 0.5%
239人 1.2%
104人
0.5%
435人 2.2%
92人
0.5%
505人 2.5%
2,090人
10.4%
16,444人
81.8%
70代
転ぶ
落ちる
ぶつかる
ものがつまる等
切る・刺さる
はさむ・はさまれる
やけど
かまれる・刺される
溺れる

（東京消防庁「救急搬送データから見る日常生活事故の実態（令和3年）」をもとに作成）

日常生活動作を行うために必要なバランス能力

バランス能力の低下は転倒につながる

バランス能力とは、静止しているときや動作中に自分の姿勢（身体の位置や向き）を保ったり不安定な姿勢を元に戻したりする能力のことです。

例えば、揺れている電車の中でもまっすぐ立っていられる能力、また、急に向きを変えようとしたときにふらつかずにできる能力などが、バランス能力です。

バランス能力はスポーツをする人にとってはよい動きをするために必要なものですが、シニアにとっては、立って歩くという日常の生活動作を行うためにも必要な能力です。このバランス能力が低下すると姿勢の乱れを戻す能力が低下するため、つまずいたときに立ち直ることができず転んでしまいます。

☑ バランス能力を発揮するには柔軟性が必要

バランス能力のメカニズムについて少し詳しく説明しましょう。

人は、「身体感覚（手足の筋肉や関節からの情報）」「視覚（目で見て得られる情報）」「前庭《ぜんてい》（耳の中の三半規管《さんはんきかん》からの平衡《へいこう》感覚に関する情報）」という3つの器官系から姿勢に関する情報を脳で受け取ってその情報を一つにまとめます（統合といいます）。まとまった情報をもとに、何をすることが自分の姿勢を保つために必要なのかを判断し、手足の筋肉を動かすための指令を出すことでバランス能力を発揮しています。

脳からの指令の通りに手足を動かしてバランス能力を発揮するためには、筋肉を動かせるだけの筋力や、関節が自由に動くような柔軟性が必要です。しかし、年齢とともに筋力と柔軟性が低下すると脳からの指令をきちんと実施できなくなるためにバランス能力も衰えるというわけです。

歩くためにはバランス能力が必要になる

脚を開いている姿勢（開脚立位）と脚を閉じている姿勢（閉脚立位）を比べてみると、多くの人は脚を開いて立っている方が安定していると感じるはずです。これは脚を開いていると、2本の脚で構成される支持基底面《しじきていめん》（身体を支える土台の面積）が大きくなり、その中に自分の身体の重心（中心）が収まりやすいからです。

一方、脚を閉じて立っている場合は、支持基底面が狭くなり、身体の重心が外れやすいためにバランス能力がより必要になります。まして、片足立ちでは一つの足というさらに狭い支持基底面の中に重心を収めておかないといけないため、より

開脚立位と閉脚立位

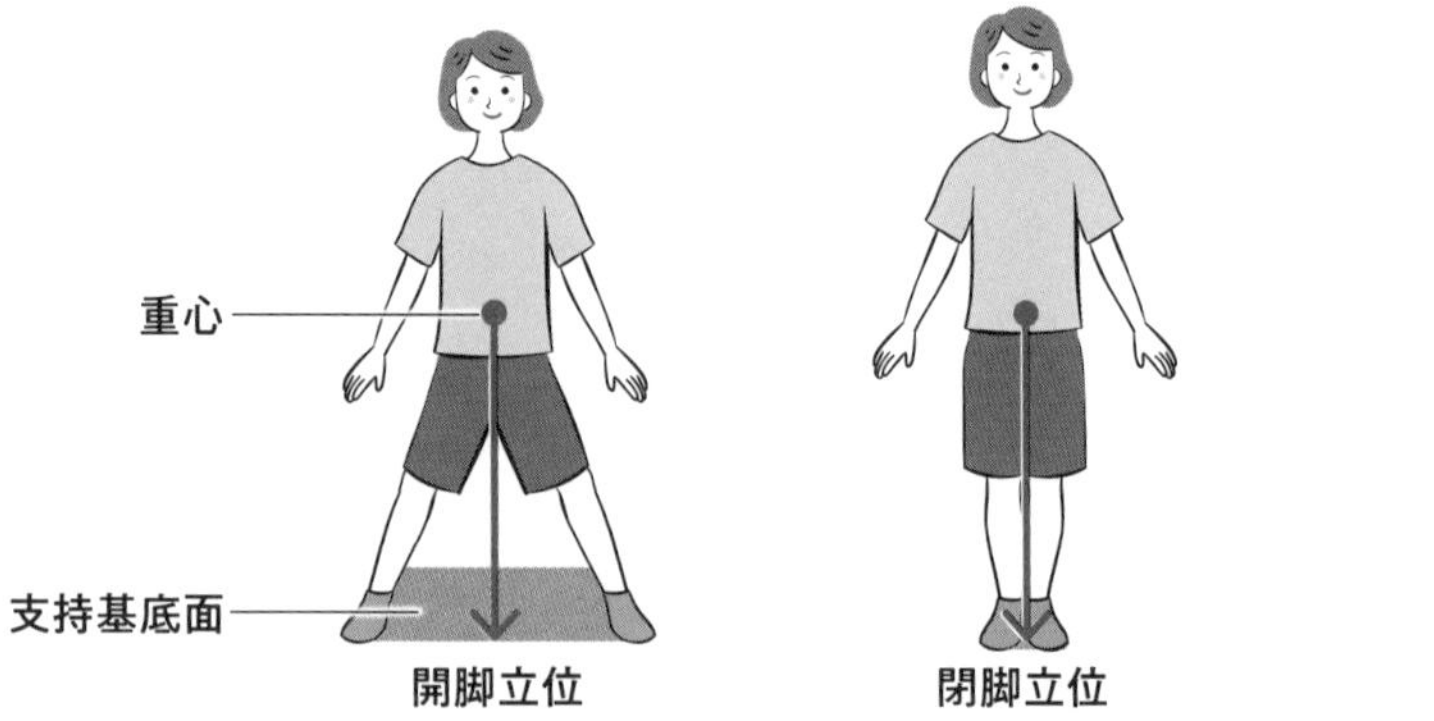

高度なバランス能力が必要となり、そこには脚の筋力が必要となるのです。

あらためて、歩くという動作をバランス能力と関連づけて考えてみましょう。歩くためには左右の脚を交互に上げて前に出さなければなりませんので、上げていない反対側の脚は片足立ちをすることになります。そして次の一歩では、今度は反対の脚を上げてもう一方を片足立ちにします。そして、これを交互にくり返して行うことで「歩く」という動作が実現します。つまり、一歩ごとに片方の足はバランスをとっているのです。大きく踏み出すと片足立ちの時間が長くなるため、筋力が衰えると小さく踏み出すことしかできなくなり、高齢になると歩幅が狭くなりがちです。小さく踏み出すことでなるべく片足立ちの不安定さを避けられるからです。歩幅が狭くなってきたら、筋力が低下してバランス能力が衰えてきたということです。

☑ 階段や段差では脚の筋肉がさらに必要になる

歩くためにはバランス能力が必要なことはおわかりいただけたと思います。では、転ぶ危険性が高い段差や階段の場面を考えてみましょう。階段を昇ったり、段差を登ったりする場合は、片足で立っている間に脚を前に出すだけではなく、重力に逆らってより高く脚を上げなければなりません。また、自分の身体を上に引き上げる力も必要になります。逆に階段を降りたり、段差を下る場合には、下ろした片足に体重がかかることになるのでそれを支える力が必要になります。どちらも歩くよりもお尻（臀部《でんぶ》）や膝周りに負担がかかるため筋力が必要になります。それを支えるだけの筋力がないとバランスを崩してふらつき、バランス能力がなければそのまま転倒してしまうことになります。そうならないようにするためにはやはり筋トレを行って、筋力とバランス能力を高めることが必要です。

COLUMN 02

変形性膝関節症には大腿四頭筋の筋トレが有効

加齢とともに、膝が痛くなってくる人が増えます。これは、膝関節の表面の軟骨が少しずつすり減って変形した結果生じるもので、変形性膝関節症《へんけいせいしつかんせつしょう》といいます。変形性膝関節症では、痛みによって膝の曲げ伸ばしがスムーズにできなくなるため、生活に支障をきたします。

膝の関節面はもともと形状が不安定で、複数の靭帯《じんたい》が骨と骨をつなぐと同時に関節の動きを助けたり、骨同士がずれないように支えています。

一方、膝の関節の動きを支えている筋肉の働きも重要です。中でも太ももの前にある大きな筋肉で、膝を伸ばす働きをする大腿四頭筋《だいたいしとうきん》が大切です。大腿四頭筋は、外側広筋《がいそくこうきん》、内側広筋《ないそくこうきん》、大腿直筋《だいたいちょっきん》、中間広筋《ちゅうかんこうきん》という4つの筋肉からなり、外側広筋と内側広筋はそれぞれ均等に外側と内側に引っ張り合い、大腿直筋と中間広筋は膝蓋骨《しつがいこつ》（膝のお皿）を真上に引き上げることでバランスをとって膝を動かしています。この4つの筋肉のうち、内側広筋は萎縮の度合いが大きいため、外観からも萎縮が比較的わかりやすい筋肉です。

変形性膝関節症の症状がある人を3つのグループに分け、それぞれ①筋トレ、②ストレッチ、③内服薬投与を実施した調査によると、筋トレをしたグループが痛みの軽減などの効果が一番高いという結果となりました。このことから、変形性膝関節症については、手術をしない保存療法でも症状がかなりよくなるということがわかりました。この調査のときに行った筋トレは大腿四頭筋を鍛えるものでした。

膝関節の痛みを緩和するためには、膝への負担を減らす必要がありますので、体重を減らすことは有効です。ですが、ここで一つ注意していただきたいのは、脂肪は減らしてもよいのですが、筋肉は減らしてはいけないということです。体重が増えた、減ったを気にするよりも、筋トレを行って筋肉を増やすことを心がけていただきたいと思っています。

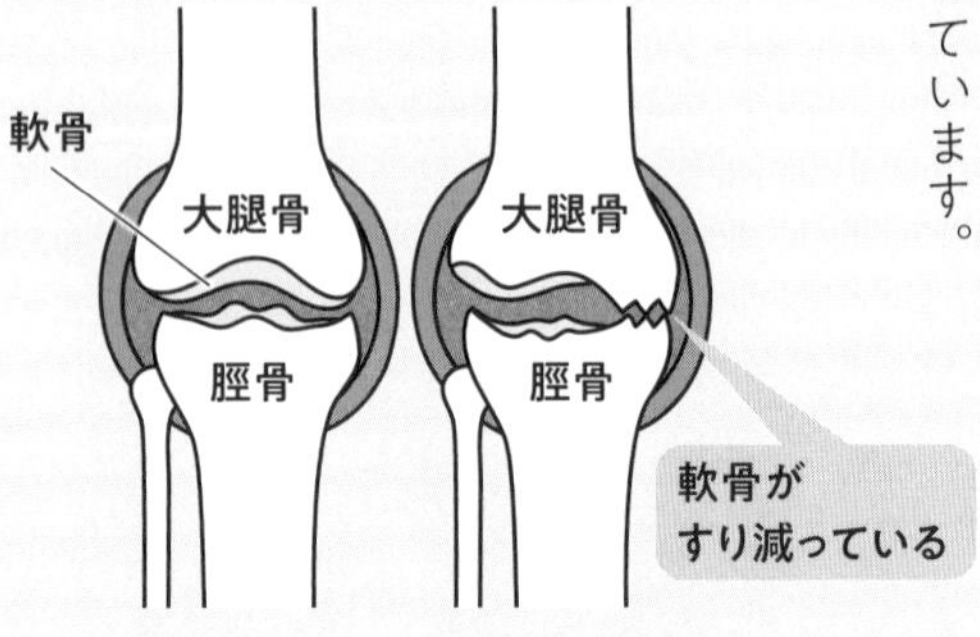
軟骨
大腿骨
脛骨
大腿骨
脛骨
軟骨がすり減っている
健康な膝関節　変形性膝関節症の膝関節

第2章

100歳まで歩ける必要最小限の筋トレ

人生100年時代。いつまでも元気に歩き続けるための身体づくりは大切です。
本章では基本となる3つのストレッチと4つの筋トレを紹介します。
さらに鍛えたい人はプラスアルファのトレーニングにも挑戦してみましょう。

脚を鍛えて転倒予防

☑「健やかな身体づくり」のために筋トレをしよう

筋トレとは、自分の身体の重さや道具を使って、筋肉を鍛えることです。私たちがおすすめする筋トレは、スポーツ選手が行う筋トレや、ダイエットなどを目的とした筋トレとは違い、加齢に伴い転びやすくなることを防ぐための「健やかな身体づくり」術です。ですから、誰でも簡単に、そして安全に、気軽に取り組むことができるように、身近にある「イス」を使って行うやさしいものです。私たちが開催している「筋力アップ教室」では、3つのストレッチと4つの筋トレを基本にしています。これに取り組むことでいつまでも生活を楽しめる元気な脚をつくることができます。また、「健やかな身体づくり」に励むことは、腰や膝の痛みをやわらげたり、予防したりする以外にも骨粗鬆症対策の骨活の効果も期待できます。

なお、イスは安定していて背もたれのあるもの、すべり止め付きを使いましょう。適当なイスがない場合は、壁に手をついて行ってもかまいません。安全のために背もたれをもって運動することを推奨しますが、ある程度身長の高い人はイスの背もたれをもつことで前かがみになり、姿勢や動きが悪くなってしまうことがあります。適当なイスがないときや背の高い人の場合は壁を使って軽く手で支えをつくりながら実施するのもよいでしょう。また壁の位置は正面でも横でもどちらでもかまいませんが、横にした際は壁側に身体が傾かないように気をつけます。

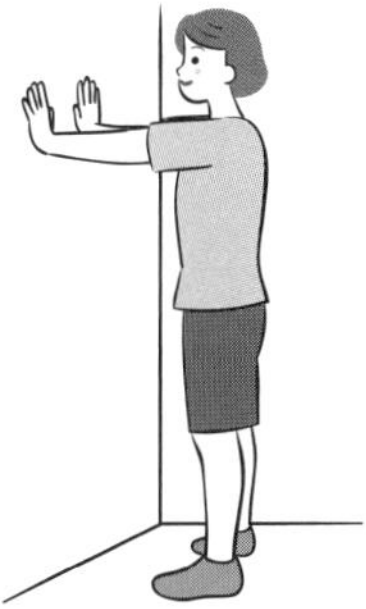

壁に手をついて行ってもよい

筋トレの注意点

- 体調が悪いときや痛みのあるときは行わない
- ストレッチを行ってから実施する
- 呼吸を止めない
- 正しい姿勢、正しい動きで、ゆっくりと行う
- 鍛えている部分を意識する

ストレッチの効果

ストレッチで柔軟性と関節可動域を維持しよう

ストレッチとは、「伸ばす」という意味で、身体の動きに影響する筋肉・腱などの軟部組織を伸ばす運動のことです。以前は柔軟体操ともいわれていたもので、その名の通り、身体の柔軟性を維持・改善する効果が高い運動です。

柔軟性とは、筋肉の柔らかさや関節の動かしやすさに関連し、関節可動域（関節が動く範囲）を最大限に動かす大事な要素です。筋肉が硬くなると関節可動域が狭くなり関節を動かしにくくなるため、バンザイで手を上げにくくなったり、前にかがみにくい、足を高く上げられないといったことが起こるようになります。すると、日常生活で必要な動作を行うとき、無理に関節を動かそうとすることになって関節に加わる負担は大きくなり、そうなると筋肉を痛めてしまったり、さまざまなケガにつながる可能性が高くなってしまいます。

例えば、階段を昇る、降りるといった動作では、股、膝、足首の関節可動域をしっかりと曲げ伸ばしできないとスムーズに行うことができません。65歳以上の人が段差や階段で転倒することが多いのは、筋力の低下に加えて、この関節可動域が狭くなっていることも一つの要因なのです。柔軟性は加齢や不活動によって低下するので、シニアにとって、柔軟性を維持して関節可動域が狭くならないようにすることは毎日の生活の中で動きやすい身体でいるためにも大切なことです。ストレッチをすることで関節可動域を広く保っていきましょう。

なお、ストレッチを継続して行うことはケガや筋肉痛の防止のほか、血液循環を改善するので、次のような効果も期待できます。

・筋肉をあたためることで、運動の準備になる
・血行がよくなり疲労回復に役立つ

・筋肉の緊張をやわらげ、こりをほぐすことで肩こり・腰痛などが改善し予防できる
・肉体や精神の緊張がときほぐされリラックスできる

☑筋トレ前後にストレッチをしよう

ストレッチは身体の柔軟性が人それぞれ違いますので、自分の身体と相談しながら、痛みのない程度に行うことが大切です。特に、反動をつけてストレッチをすると関節や筋肉を痛めてしまうので、伸びている部分を感じ取りながら、くれぐれも無理をしないように気をつけましょう。

また、筋トレ後は筋肉も疲れています。「お疲れさま」の意味を込めて、運動後もストレッチを行うと、疲れた筋肉は早く元気を取り戻します。

ストレッチの開発者は、「誰もが年齢や柔軟性に関係なく、日常のあらゆる場面でストレッチは重要である」としています。筋トレの前後に限らず、いつでもどこ

でも、どのメニューでも、何度でも行って、柔軟性を保ち老化防止に役立ててください。

このあと、脚の筋トレの前後にやってほしいストレッチを紹介していきます。ストレッチ→筋トレ→ストレッチの順番で実施すると安全で効果的です。

ストレッチの注意点

・呼吸を止めない（力まない）
・反動をつけない
・無理に伸ばさない
（痛いところまでやらない）
・伸ばしている部分を意識する
・時間をかけてゆっくりと行う
（15秒）

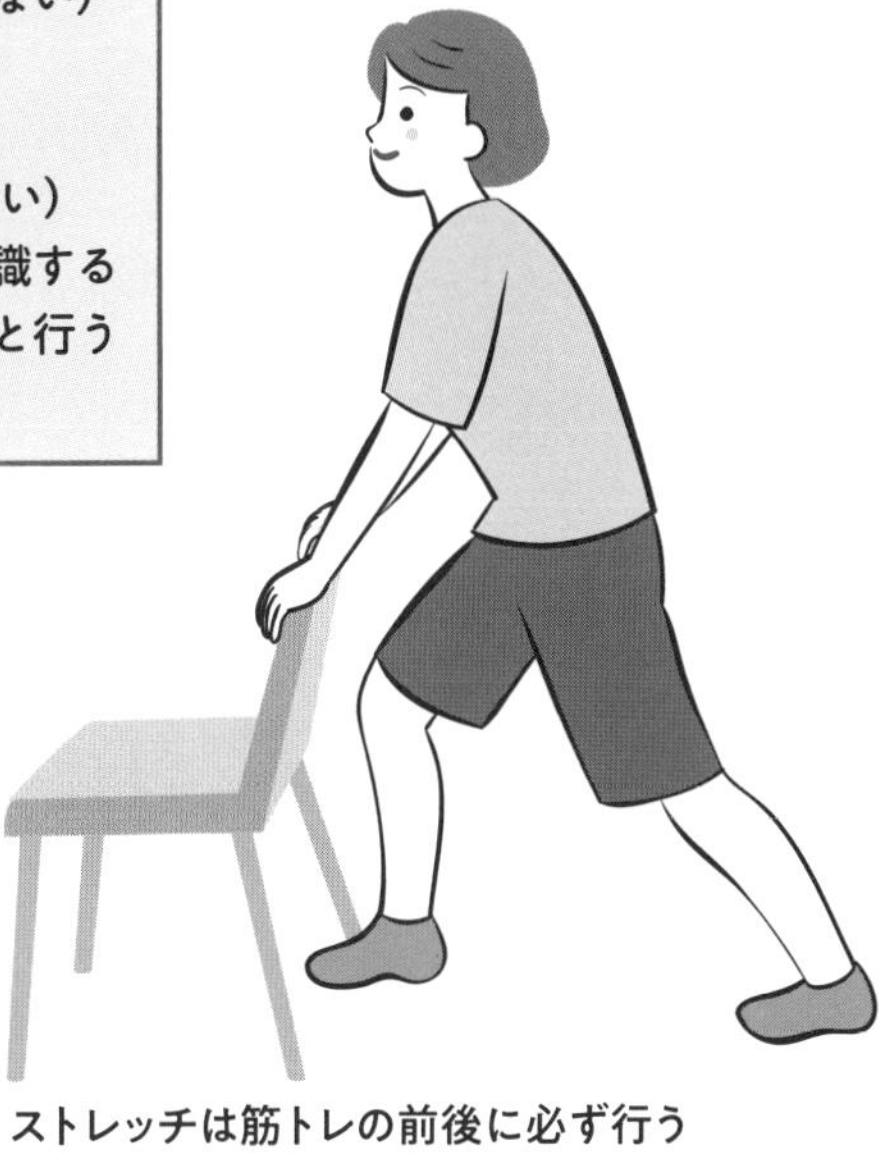

ストレッチは筋トレの前後に必ず行う

筋トレ前後に行う

ストレッチ①

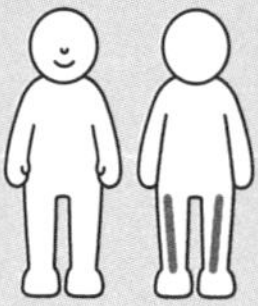

太ももの後ろ側～ふくらはぎ

- 背中を丸めない。
- おへそを太ももに近づけるように、脚の付け根から折り曲げるイメージで。
- 呼吸を止めない。

1 イスに浅く腰かけ、片方の脚をまっすぐ伸ばし、つま先を立てて自分の方に向ける。もう片方の脚は膝を軽く曲げる。

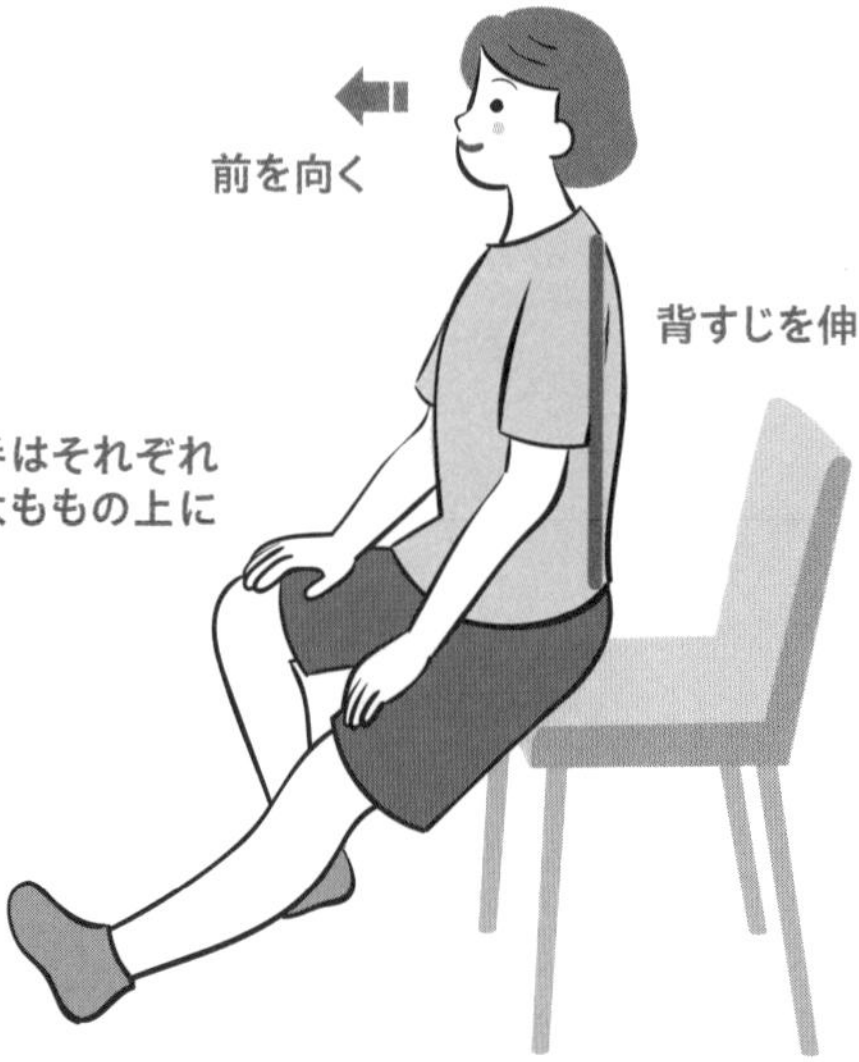
前を向く
背すじを伸ばす
手はそれぞれ
太ももの上に

2 ゆっくり上半身を前に倒す。
この姿勢を15秒キープする。

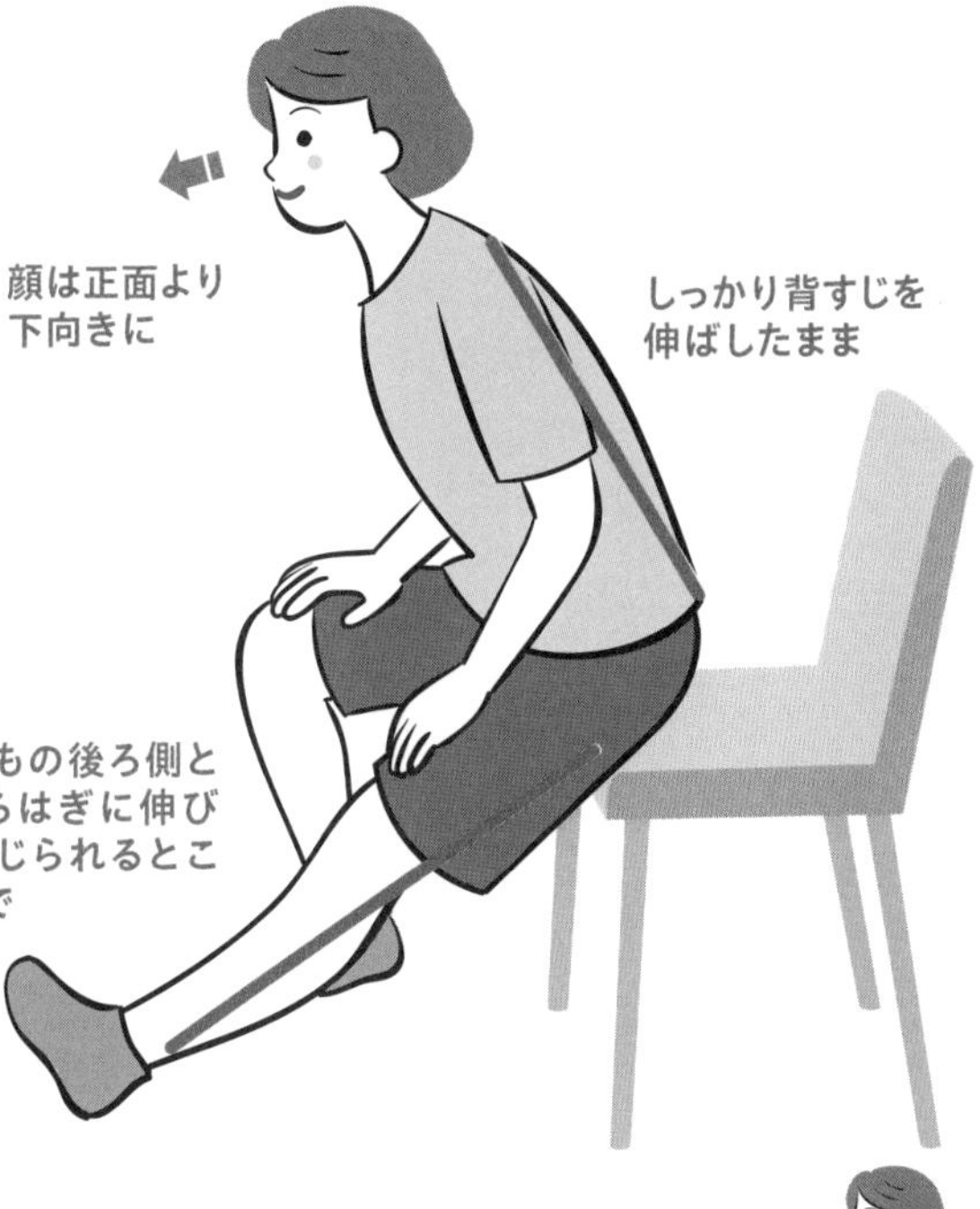
顔は正面より
下向きに
しっかり背すじを
伸ばしたまま
太ももの後ろ側と
ふくらはぎに伸び
が感じられるとこ
ろまで

3 ゆっくり **1** の姿勢に戻す。
もう片方の脚も同様に行う。

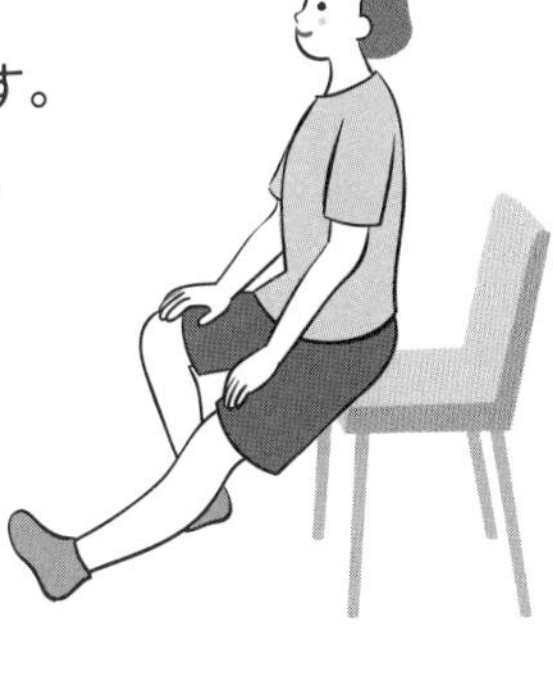

筋トレ前後に行う

ストレッチ②

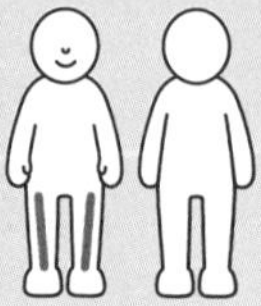

太ももの前側とすね

- バランスを崩さないようにイスに座る。
- 足の甲を持ちにくい場合は、長ズボンをはいていたら、裾をつかんで行う。
- または足の甲にタオルをかけて、それをつかんでもよい。
- 呼吸を止めない。

1 イスの片側に寄って座り、反対側の座面をつかんで身体を支える。膝を曲げて後ろに引く。

前を向く
背すじを伸ばす
バランスよく
座る
つま先を
床につける
膝は床につけない

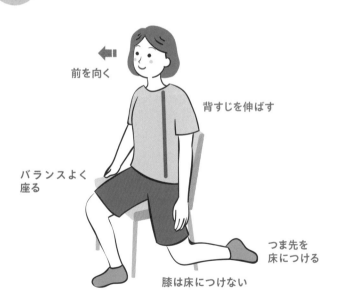

2

手で足の甲をつかみ、ゆっくりかかとをお尻の方に引き寄せる。この姿勢を15秒キープする。

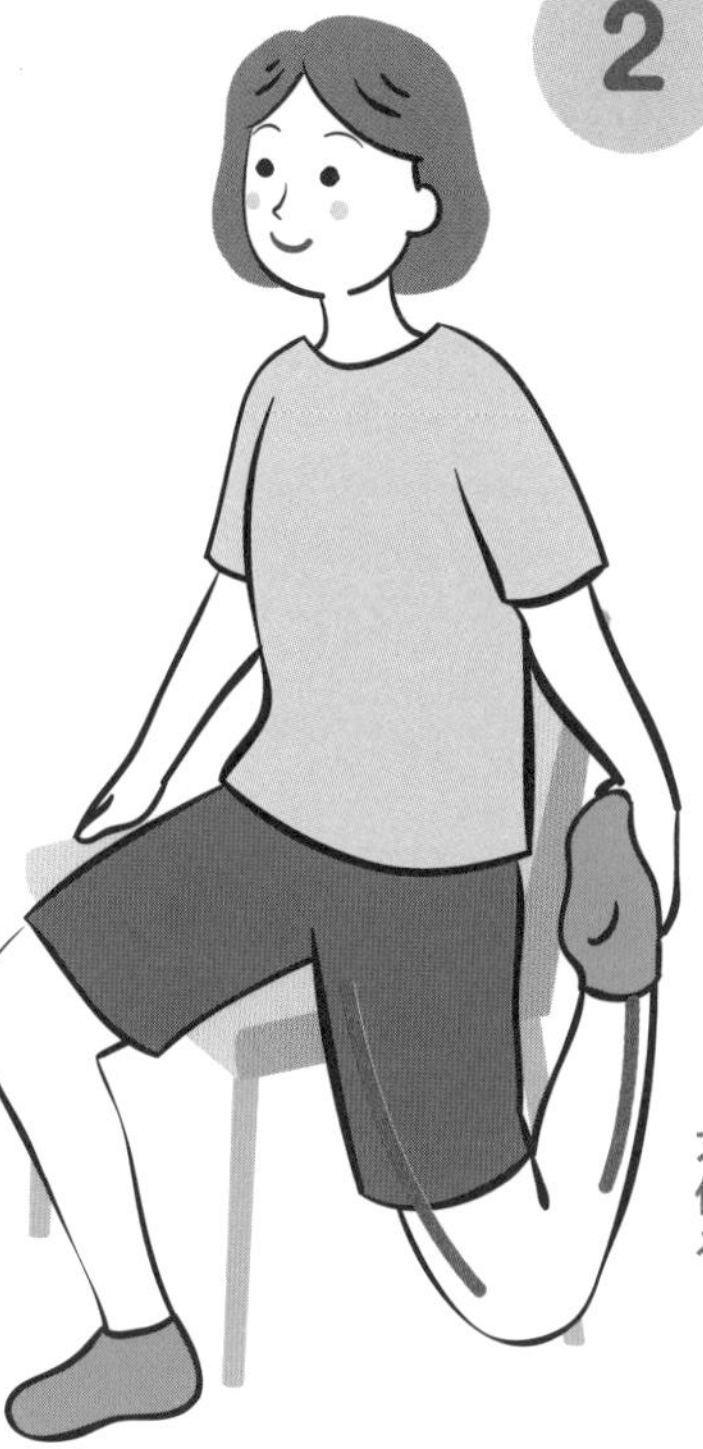

太ももの前とすねが伸びているのを感じるところまで

3

手を離し、ゆっくり **1** の姿勢に戻す。もう片方の脚も同様に行う。

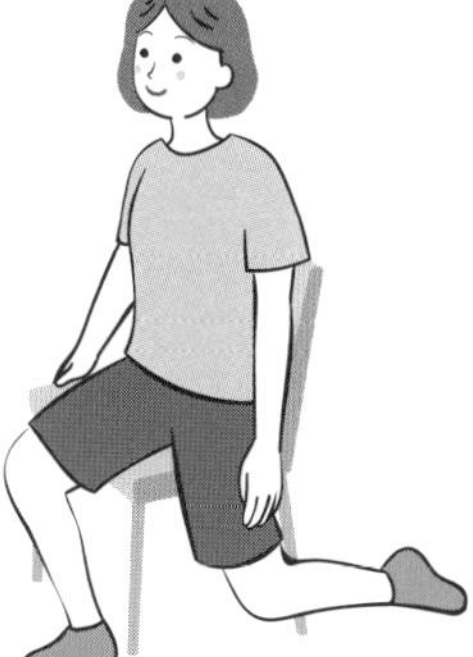

筋トレ前後に行う

ストレッチ③

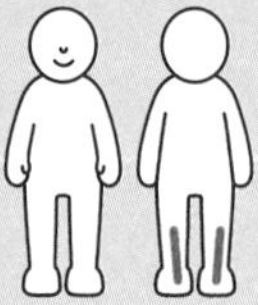

ふくらはぎ〜アキレス腱

● 後ろに引いた足のかかとが床から離れないように。
● 呼吸を止めない。

1 イスにつかまって、脚を前後に開き、前に出した脚の膝を曲げる。後ろに引いた足のかかとは床につけ、つま先は前に向ける。

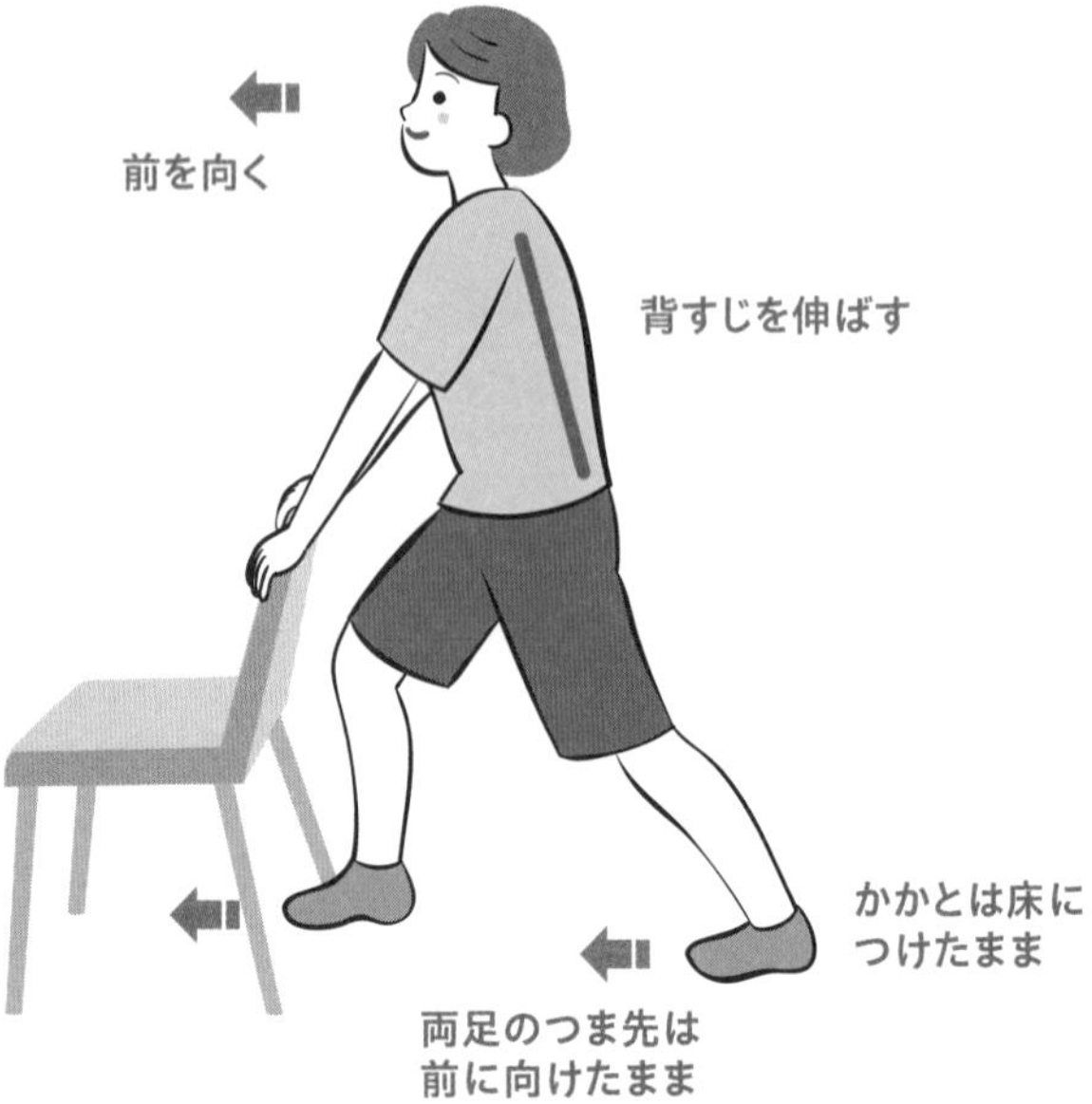
前を向く
背すじを伸ばす
かかとは床に
つけたまま
両足のつま先は
前に向けたまま

2

ゆっくり前の脚に体重をかけていく。この姿勢を15秒キープする。

アキレス腱とふくらはぎが伸びているのを感じるところまで
両足のつま先は前に向けたまま

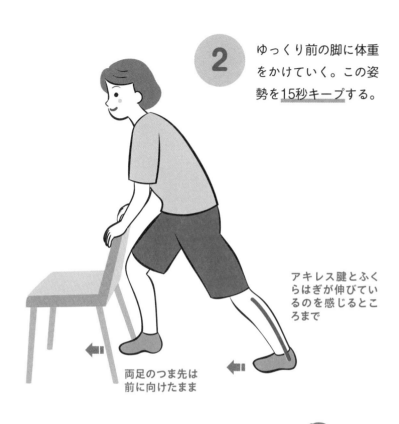

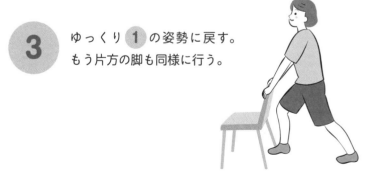

3

ゆっくり 1 の姿勢に戻す。
もう片方の脚も同様に行う。

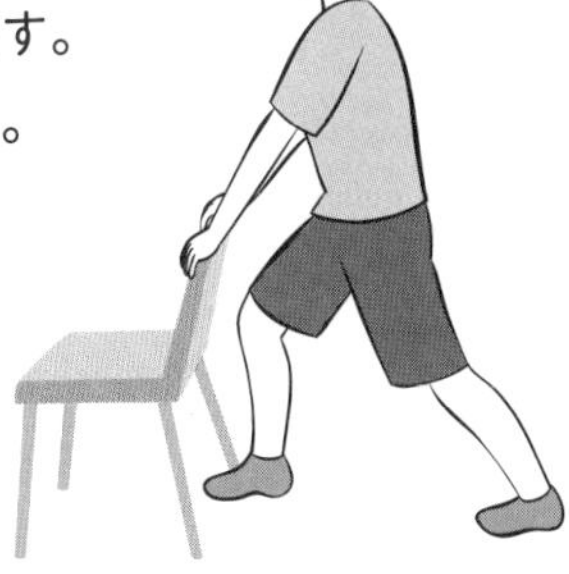

筋トレを行うスピード

3秒ルール・10回1セット・3ヵ月で効果が出る

3つのストレッチに続けて4つの筋トレをご紹介します。

筋トレを行うスピードについては、同じ内容で同じ回数を行った場合は、なるべく速い動作で行う方が筋力アップには効果があるとされています。しかし、シニアの場合は、安全も大切です。無理をしてケガをしてはいけないので、はじめは3秒・3秒・3秒がおすすめです。筋肉は基本的に収縮する（縮む）ことで関節を動かすのですが、求心性収縮、等尺性収縮、遠心性収縮といって、筋肉は長さが縮む、同じ、伸びるの3つの方法で力を発揮します。したがって、自分の筋肉を本領発揮させるためには、この3つの筋肉の使い方でトレーニングをすることが若さを保つ方法になります。具体的には、3秒かけて動かし、3秒止めて、3秒かけて元の姿勢に戻す、というリズムで行うことが大切です。ゆっくりと数えながら行うとよいでしょう。

また、長期的に継続した場合では1回当たり1セットよりも3セットの方が効果が高いという研究報告もありますが、シニアの場合、3ヵ月までの短期間であれば、1セットでも十分効果が得られます。また、毎日できなくても、最低2日に1回、週3回行うと効果が期待できます。大切なことは継続していくことにありますので、まずは無理をせず10回を1セットとして週3回、3ヵ月続けてみることが大切です。そして実施するセット数や1週間ごとの頻度を徐々に自分のペースで増やすことができたらよいと思います。

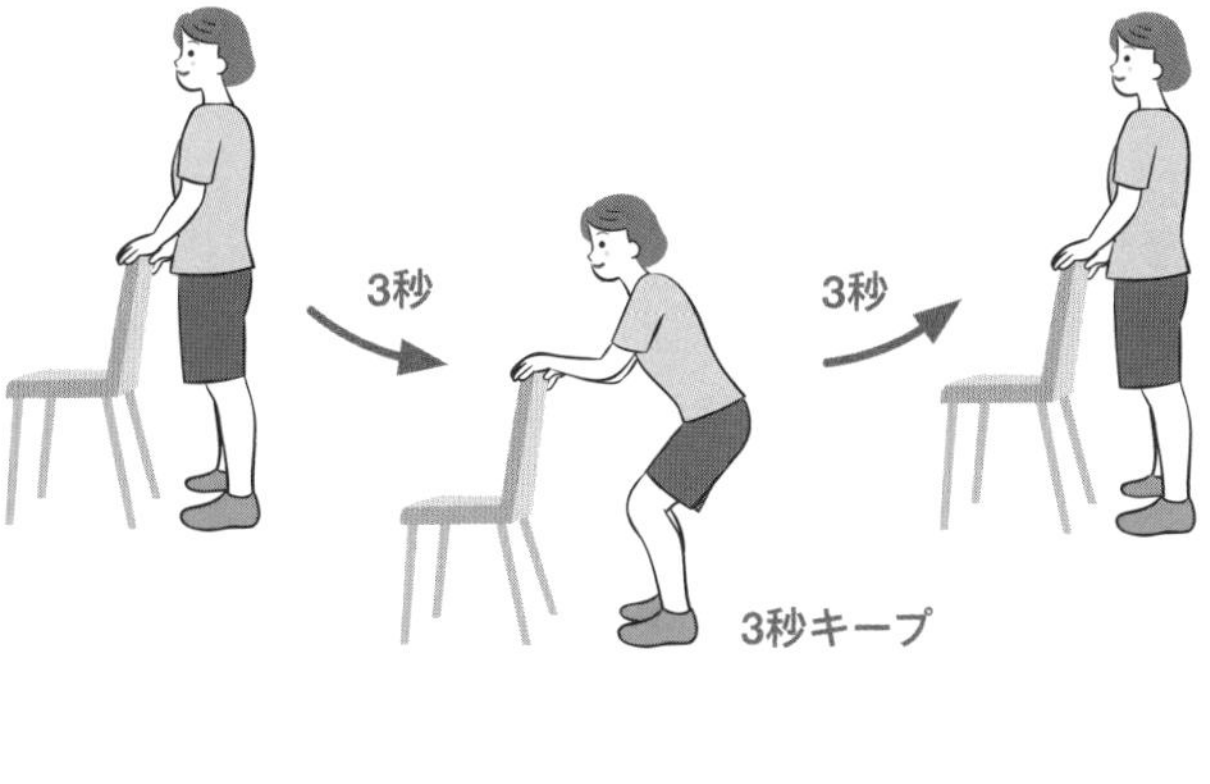

基本の運動

筋トレ①

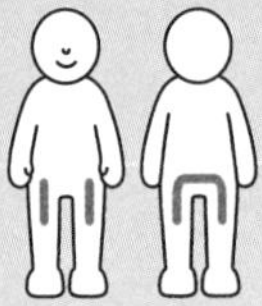

スクワット

● かかとに体重がかかりすぎないように。
● 足の裏全体か足の少し前の方に体重をのせるイメージで。
● 呼吸を止めない。

1 イスにつかまり、脚を肩幅より少し広めに開いて立つ。

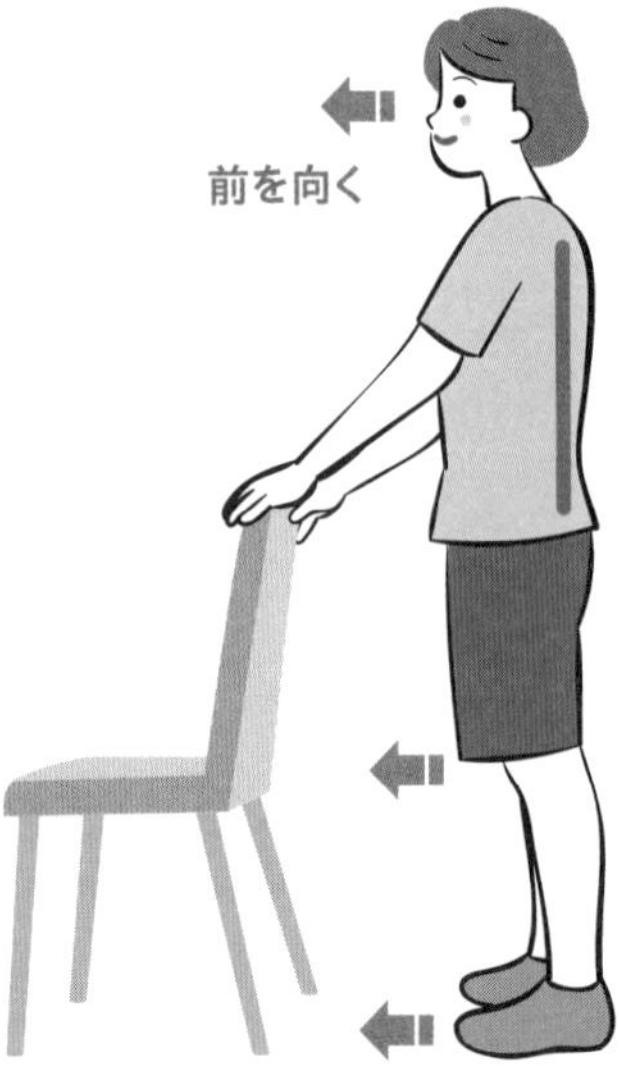
前を向く
背すじを伸ばす
かかとに体重をかけない
膝とつま先はまっすぐ前に向ける

2　3秒かけて、ゆっくり腰を落とす。この姿勢を3秒キープする。

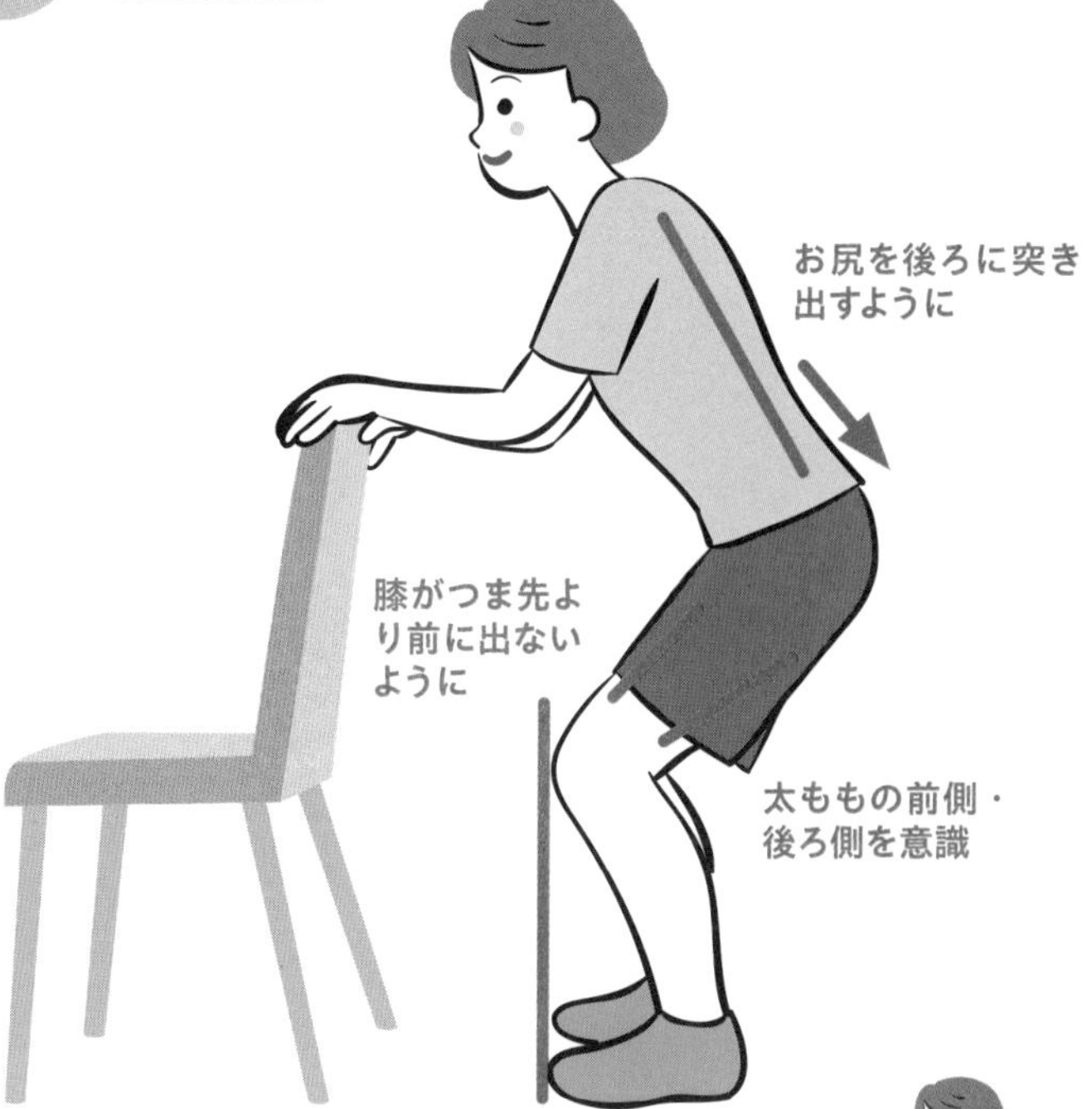

お尻を後ろに突き出すように
膝がつま先より前に出ないように
太ももの前側・後ろ側を意識

3　3秒かけて、ゆっくり1の姿勢に戻す。
これを10回くり返す（1セット）。

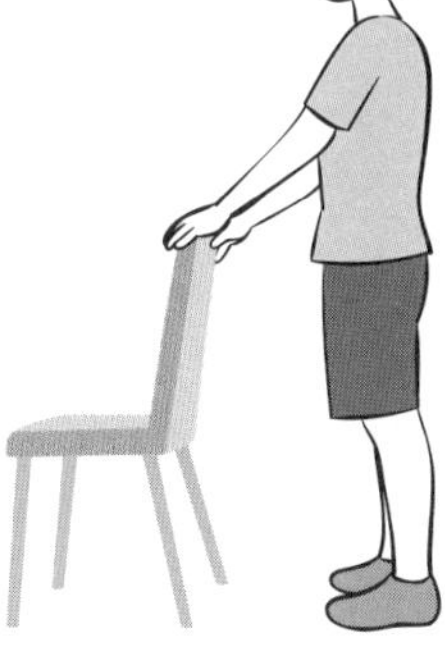

基本の運動

筋トレ②

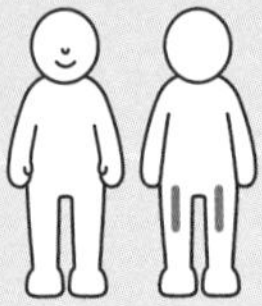

脚の後ろ上げ

- 脚を高く上げようとして腰を反らしすぎない。
- 動かすのは脚の付け根。膝は曲がらないように。
- 呼吸を止めない。

1 イスにつかまり、脚を軽く開いて立つ。

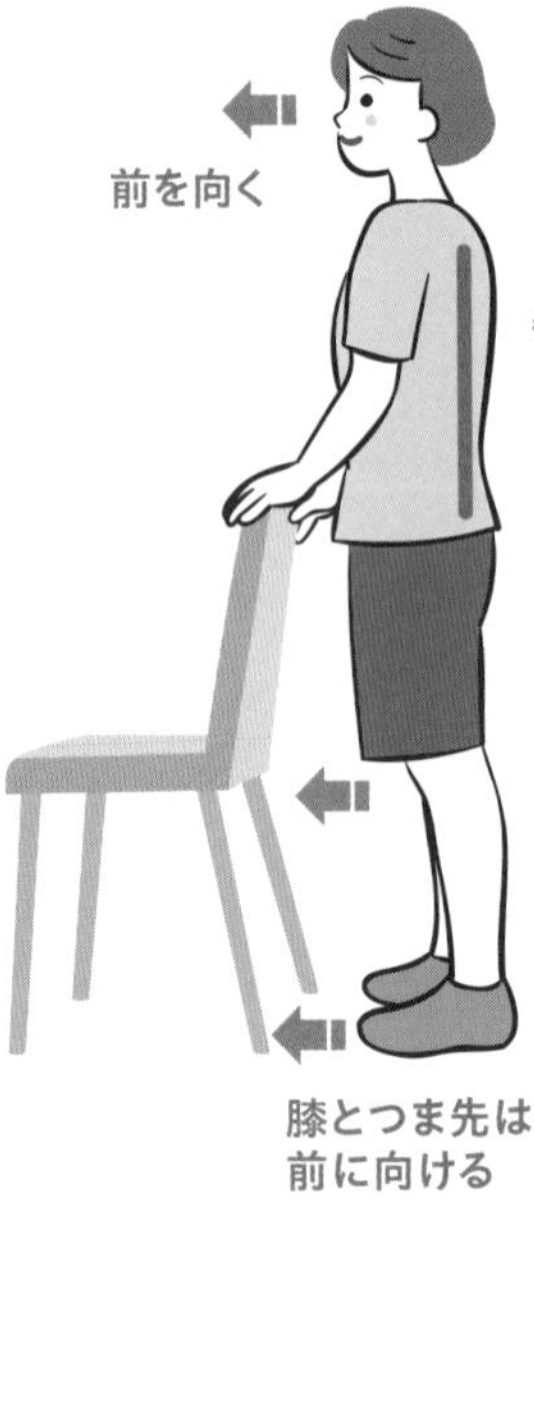
前を向く
背すじを伸ばす
膝とつま先はまっすぐ
前に向ける

2

3秒かけて、ゆっくり片方の脚を後ろに上げる。この姿勢を3秒キープする。

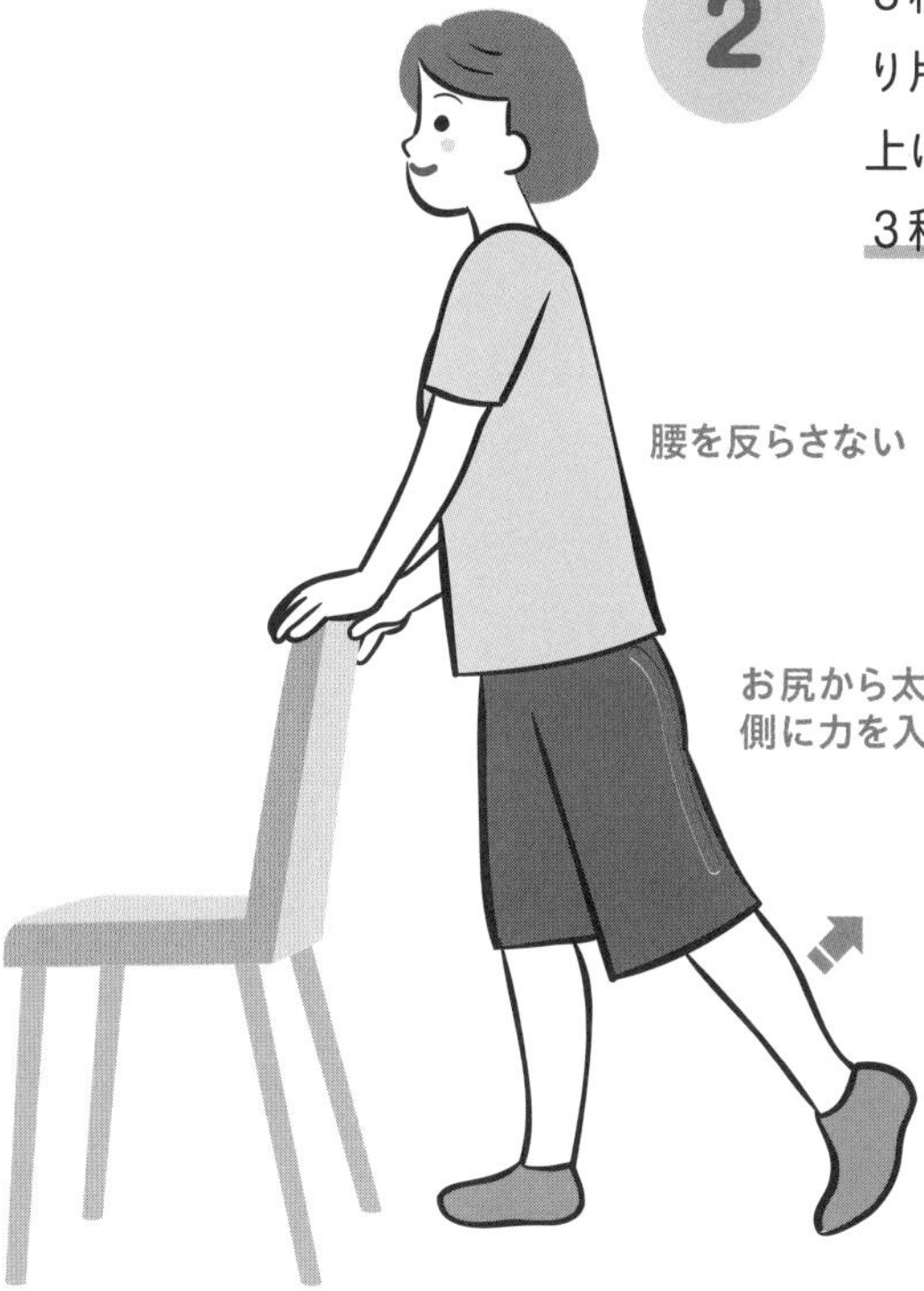
腰を反らさない
お尻から太ももの後ろ側に力を入れる

3

3秒かけて、ゆっくり 1 の姿勢に戻す。
これを10回くり返す（1セット）。
もう片方の脚も同様に行う。

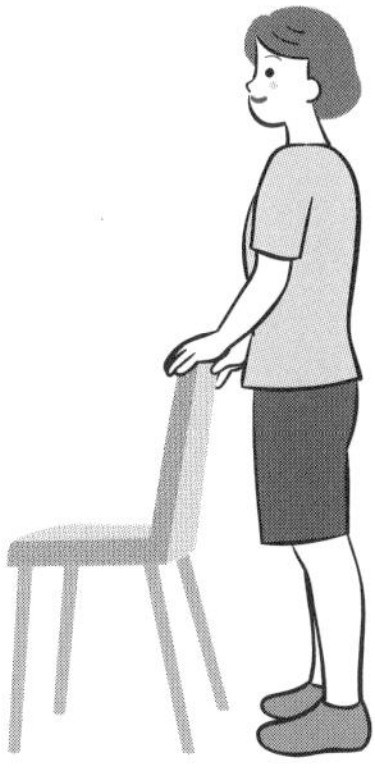

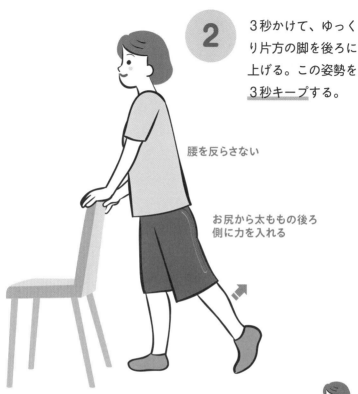

基本の運動

筋トレ③

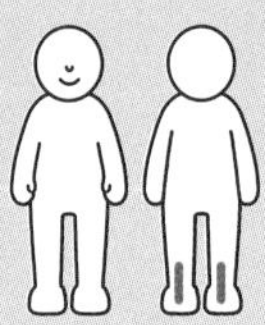

かかと上げ

- 足の小指側（外側）だけでなく、親指側（内側）にも力を入れる。
- お腹を前に突き出さない。
- 呼吸を止めない。

1 イスにつかまり、脚を肩幅に開いて立つ。

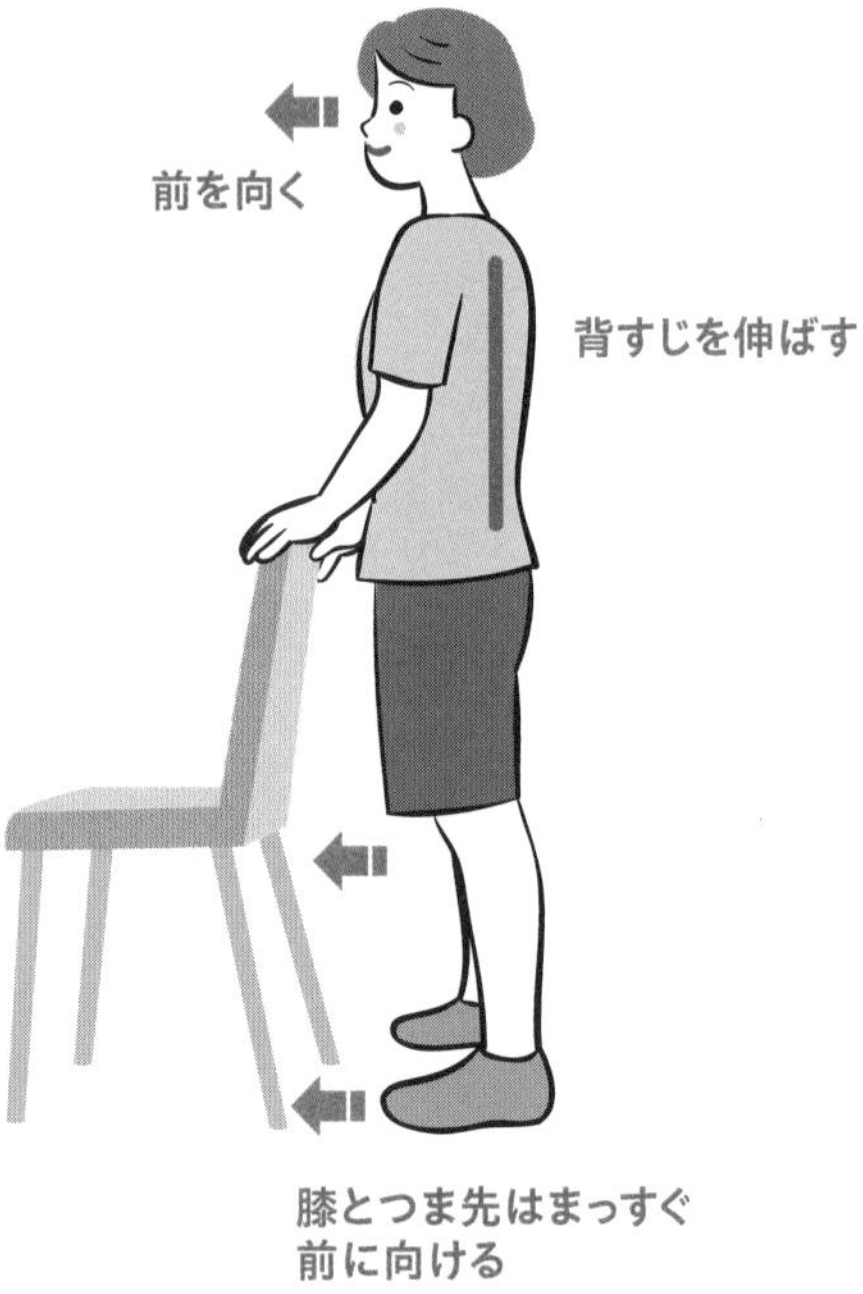
前を向く
背すじを伸ばす
膝とつま先はまっすぐ
前に向ける

2 3秒かけて、ゆっくり両足のかかとを上げる。この姿勢を3秒キープする。

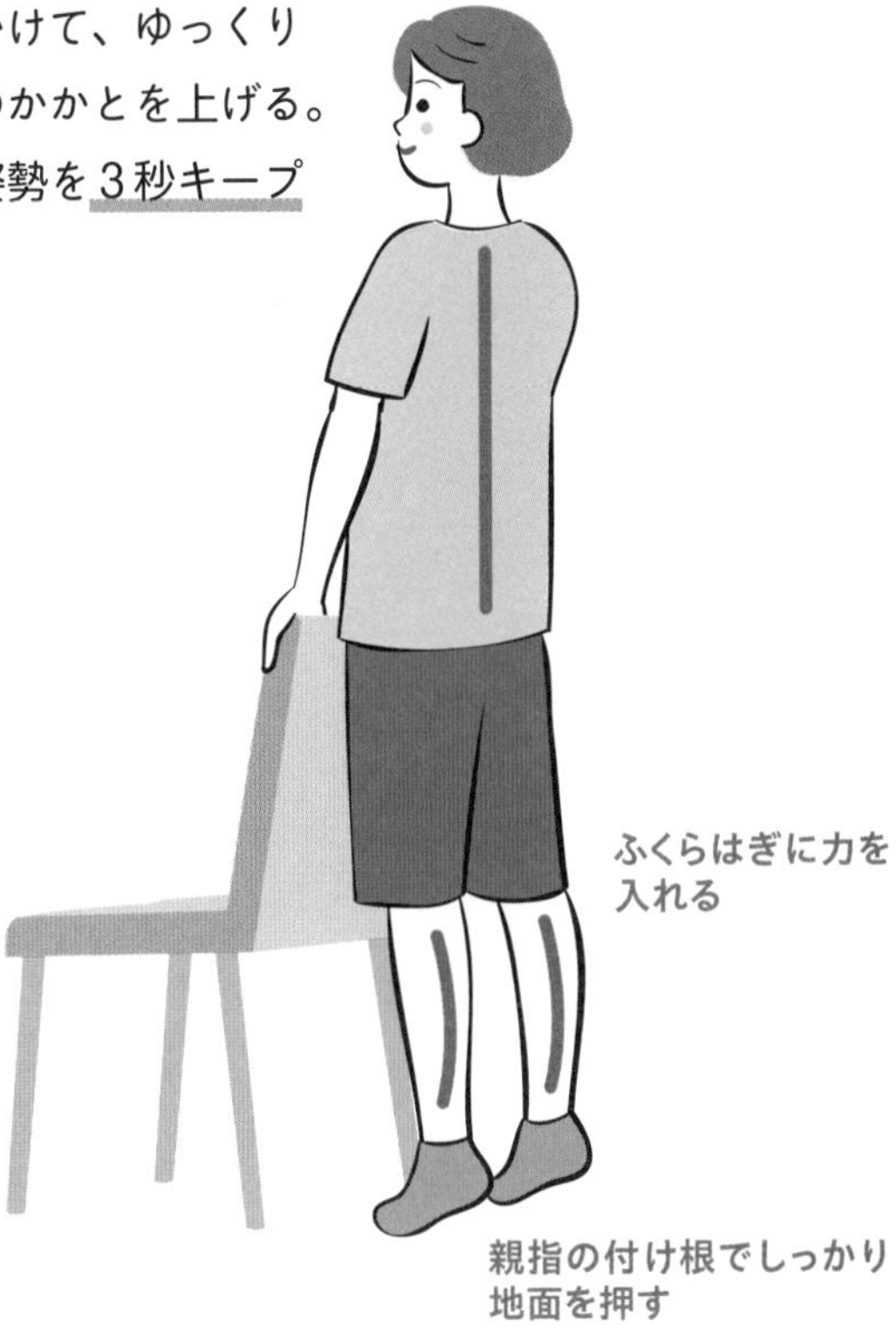
ふくらはぎに力を入れる
親指の付け根でしっかり地面を押す

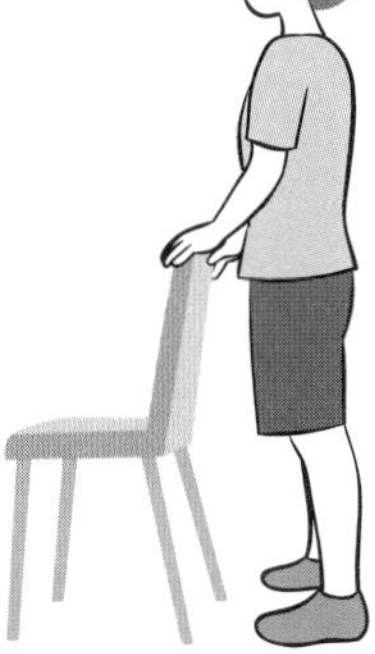

3 3秒かけて、ゆっくり **1** の姿勢に戻す。これを10回くり返す（1セット）。

基本の運動

筋トレ④

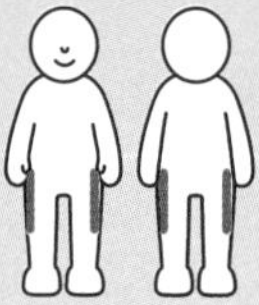

脚の横上げ

- 上半身は動かさず、脚の付け根（股関節）を動かす。
- 軸脚に身体をのせるようにする。
- 呼吸を止めない。

1 イスから少し離れて立つ。片方の手でイスの背をもち、片方の手は腰に当てる。

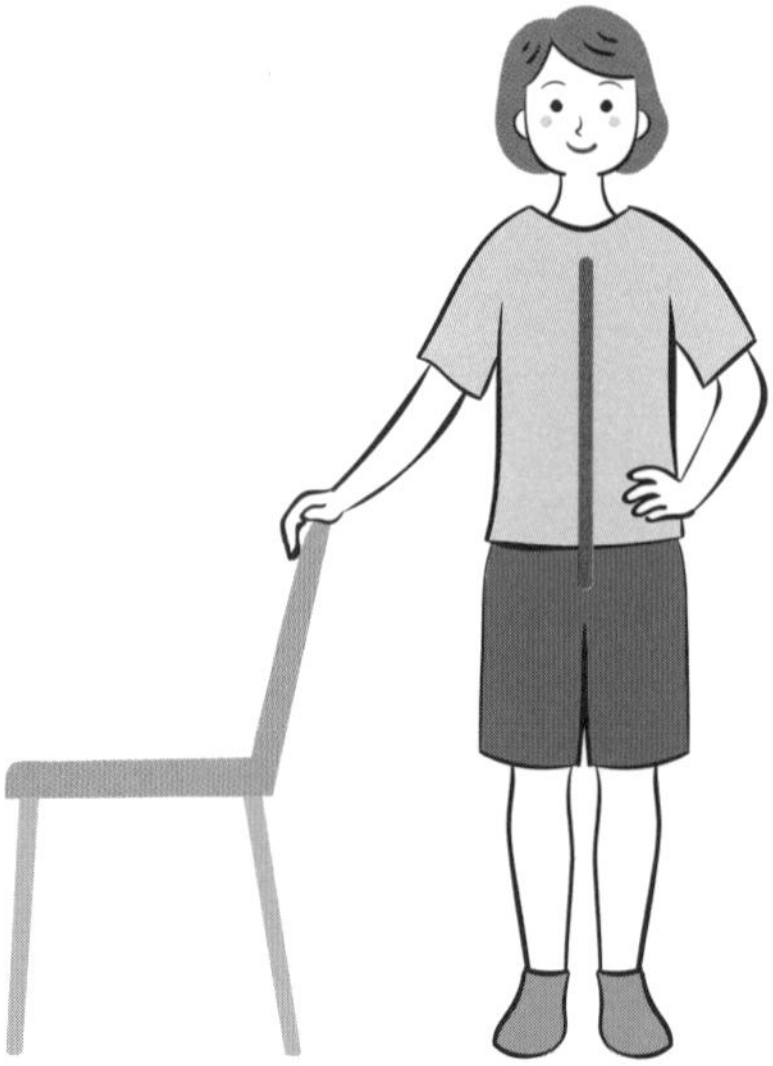

2 3秒かけて、ゆっくり片方の脚を真横に上げる。この姿勢を3秒キープする。

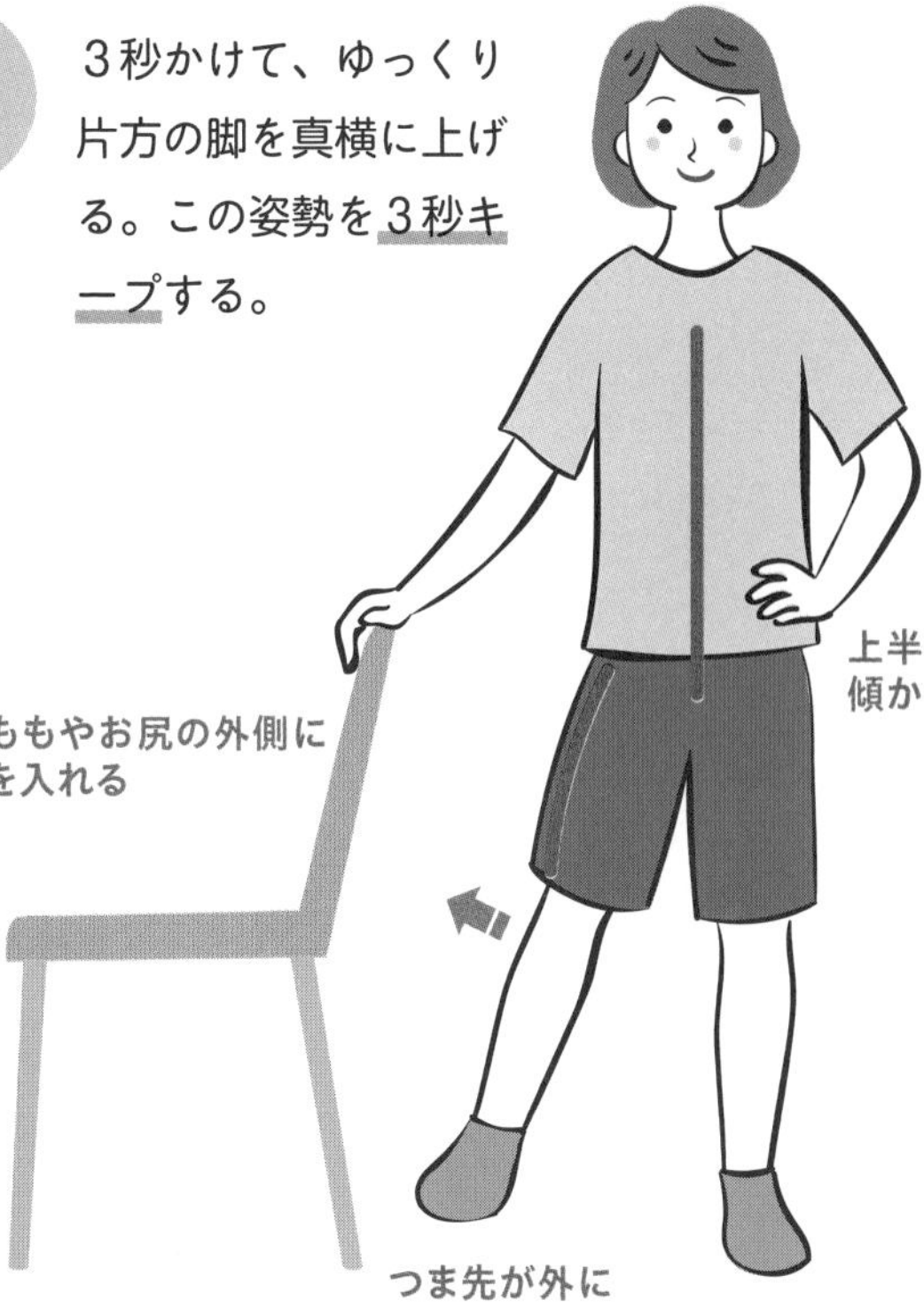
上半身が
傾かないように
太ももやお尻の外側に
力を入れる
つま先が外に
向かないように

3 3秒かけて、ゆっくり 1 の姿勢に戻す。
これを10回くり返す（1セット）。
もう片方の脚も同様に行う。

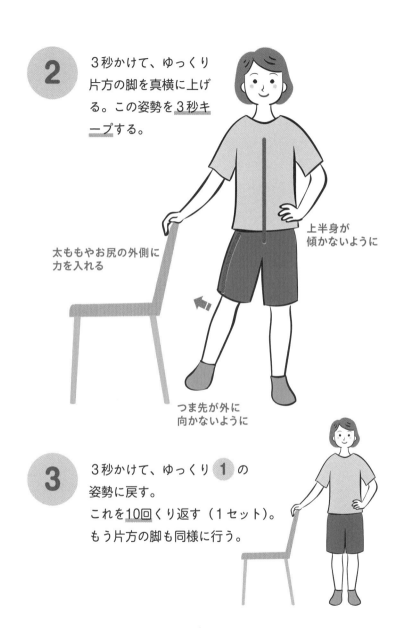

筋活のためのトレーニングは骨活にも有効

骨活の運動はスピードと荷重負荷が重要

これまで、筋活のための具体的な筋トレをご紹介してきましたが、これらの運動は骨粗鬆症対策の骨活にも効果があります。骨活の運動で重要なポイントは「スピード」と「荷重負荷」といわれています。

各種目についてはあくまでも基本的な3秒・3秒・3秒のリズムを1回として10回連続行うことが基本です。そのうえで骨活を意識するならば「スピード」を速くしてやってみましょう（2秒・2秒・2秒など）。このとき大切なのは、フォームが崩れないようにすること、3秒・3秒・3秒のときと同じ関節可動域で行うことです。一方、骨に「荷重負荷」を加えるには、おもりをもってスクワットする、などがありますが、シニアの方々の安全性を考えると、「スピード」を上げることの方がおすすめかと思います。

またジョギングやごく軽度のジャンプなども骨活には有効です。そこまではなかなか難しいという方は、ウォーキング中に早歩きを取り入れてみてもよいでしょう。これらも立派な骨活の運動になります。

☑ さらに鍛えたい人はプラスアルファのトレーニングに挑戦しよう

ここからはさらに鍛えたい人向けのプラスアルファのトレーニングをご紹介します。まずはこれまで紹介した3つのストレッチと4つの筋トレを行ってみて、さらに鍛えたいと思った方はぜひ挑戦してみてください。

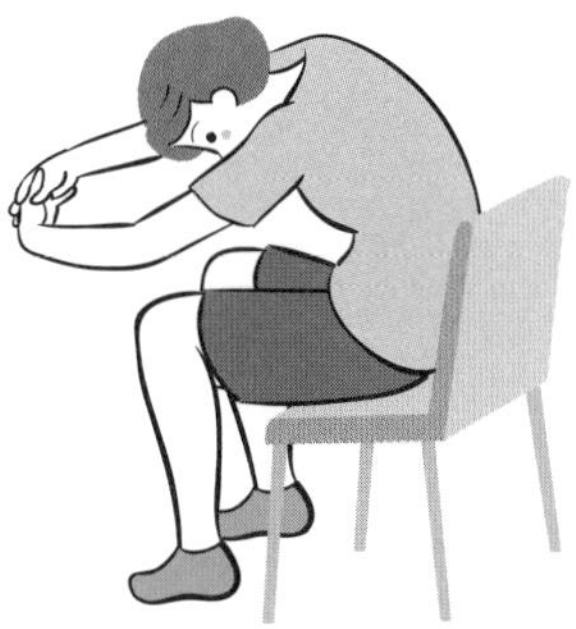

さらに鍛えたい人は

プラスアルファ①

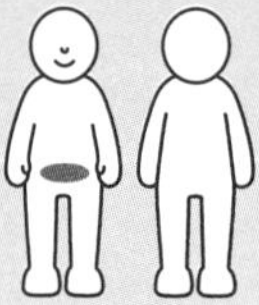

おへそのぞき

- 反動をつけず、頭→肩甲骨の順にゆっくり上げる。戻るときは逆の順でゆっくり。
- 呼吸を止めない。
- 上体を起こすときに息を吐き、戻るときに息を吸う。

1 あお向けに寝て、膝を90度に曲げる。
脚は開かない。つらい場合は、少し開いてもよい。

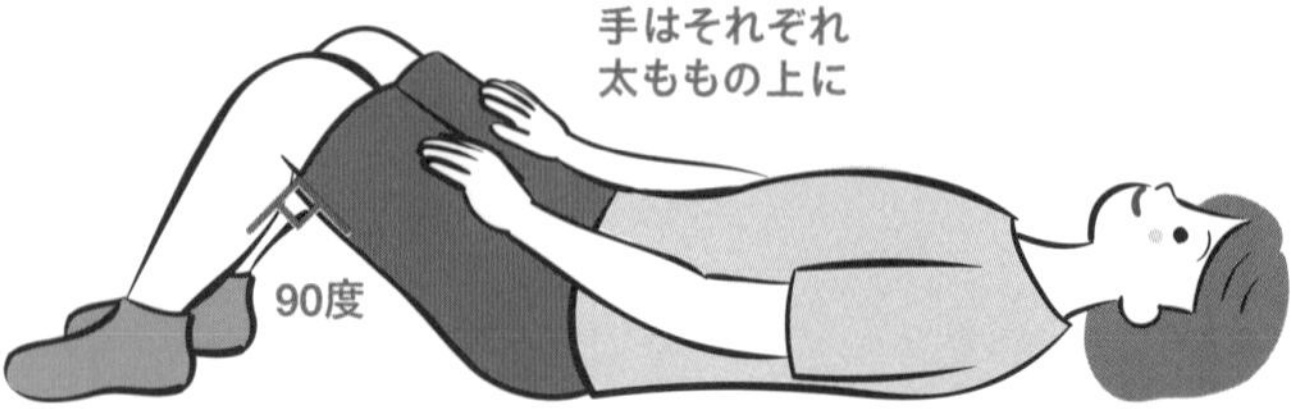

2 ３秒かけて、ゆっくり太ももの上で手を滑らせながら上体を起こす。この姿勢を３秒キープする。

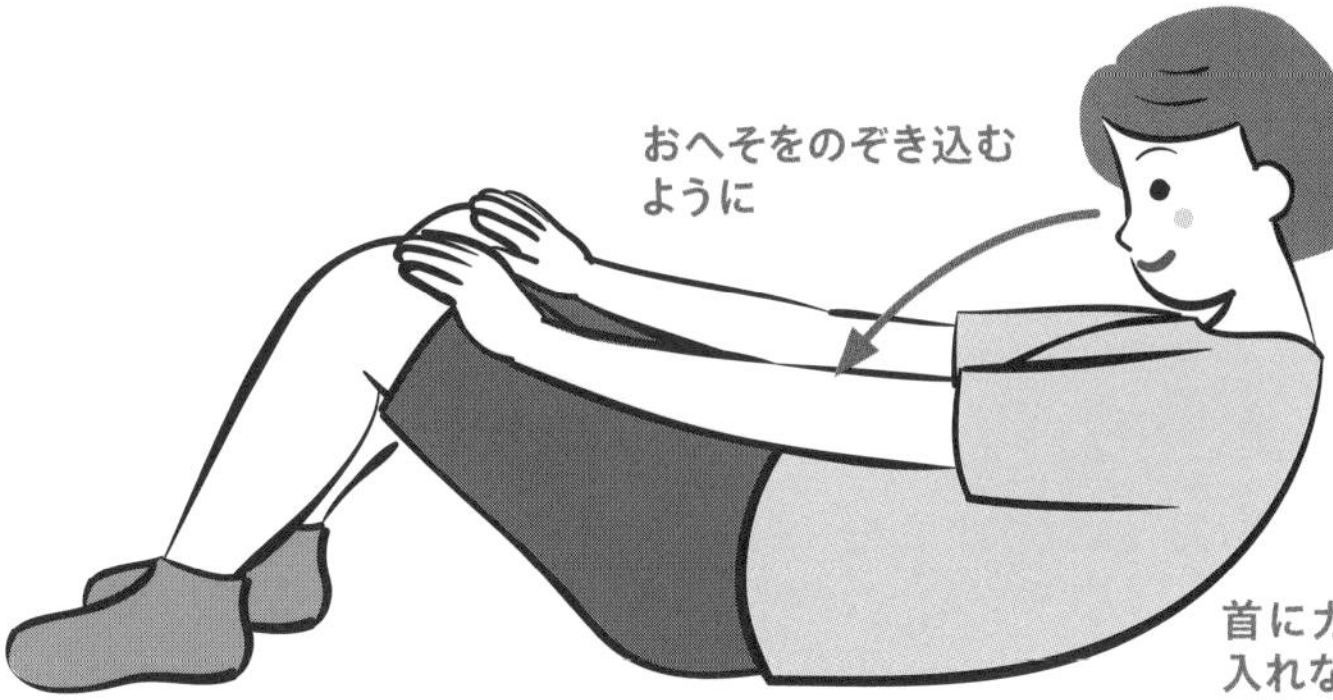
頭からゆっくり
おへそをのぞき込むように
首に力を入れない
お腹に力が入っていることを意識

3 ３秒かけて、ゆっくり 1 の姿勢に戻す。これを10回くり返す（１セット）。

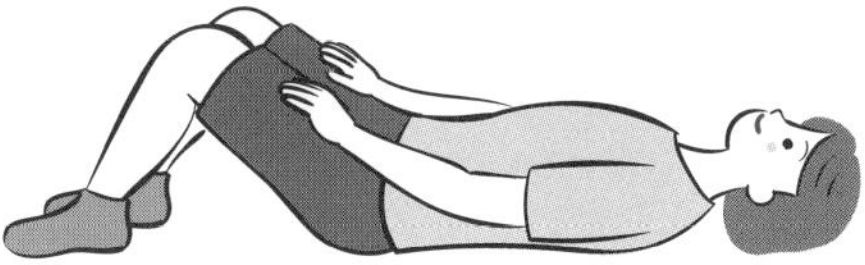

さらに鍛えたい人は

プラスアルファ②

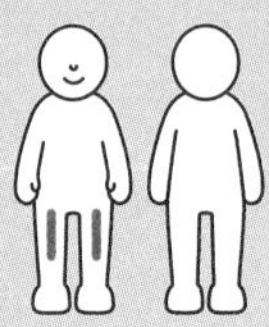

膝伸ばし上げ

- 肩、肘、手首に痛みがある人は壁にもたれて行う。
- 呼吸を止めない。

1 膝を伸ばして床に座り、片方の膝は90度に曲げる。手は後ろに置き、身体を支える。

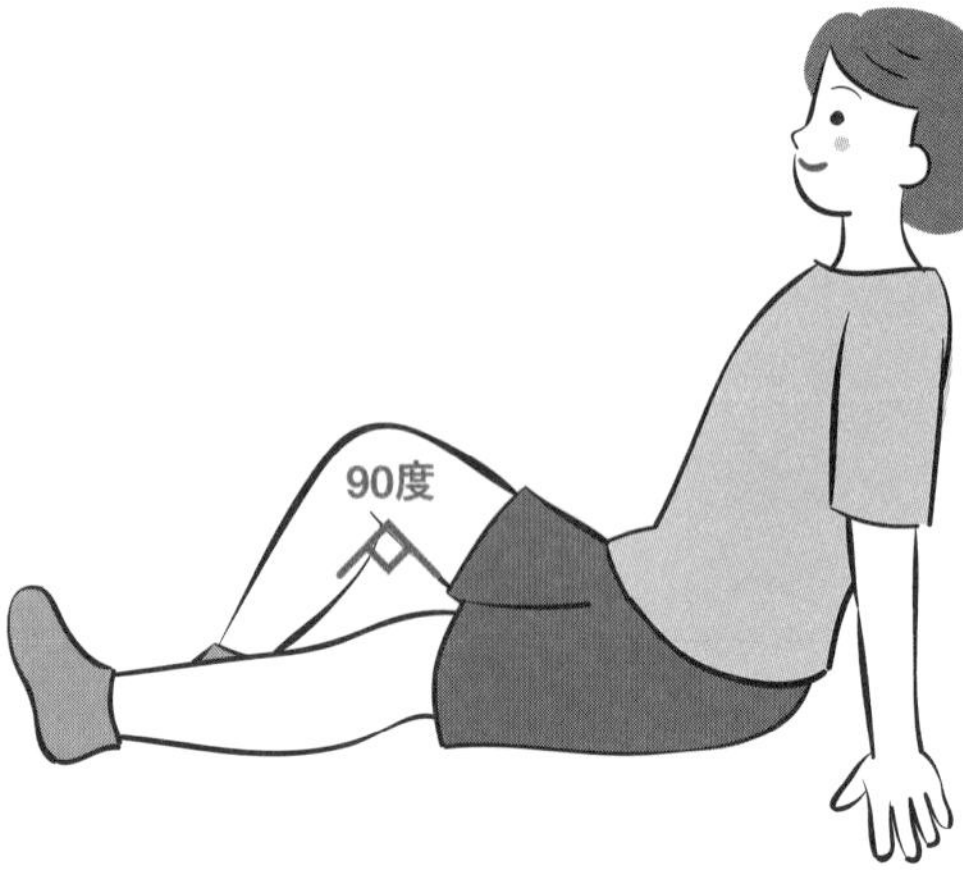

2 3秒かけて、ゆっくり伸ばしている方の脚を上げる。
この姿勢を3秒キープする。

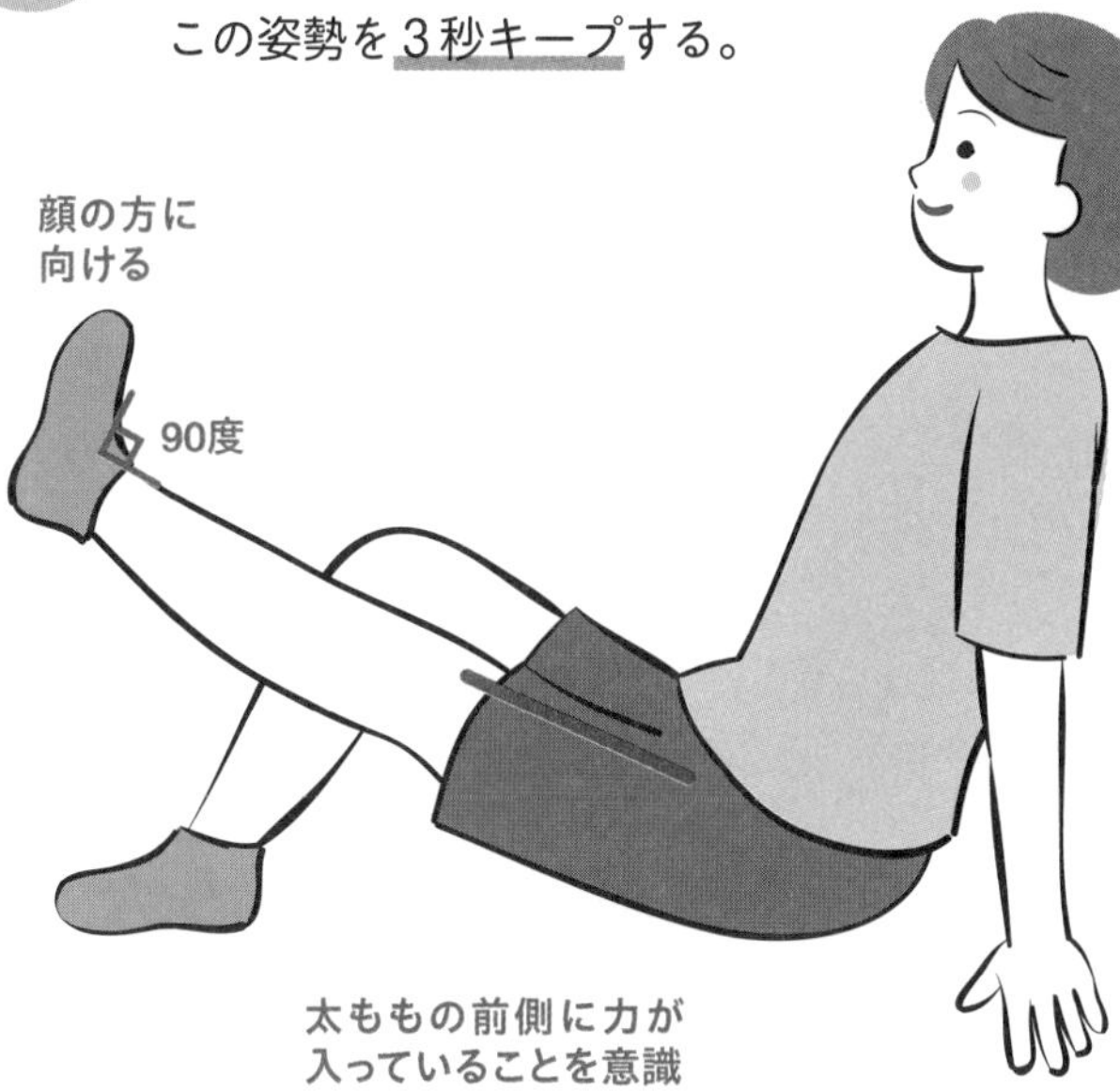
顔の方に
向ける
90度
太ももの前側に力が
入っていることを意識

3 3秒かけて、ゆっくり **1** の姿勢に戻す。
これを10回くり返す（1セット）。
もう片方の脚も同様に行う。

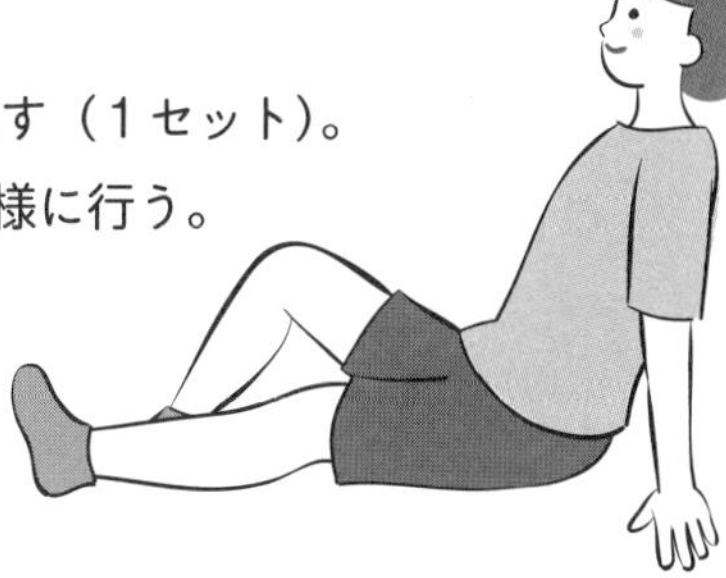

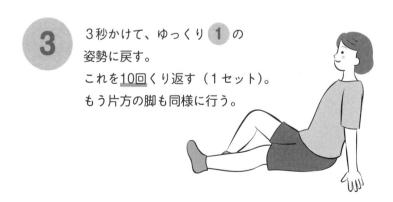

さらに鍛えたい人は

プラスアルファ③

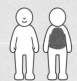

バッテン手と脚上げ

● 手も脚も上げすぎないように。
● 呼吸を止めない。

1 四つん這いになる。

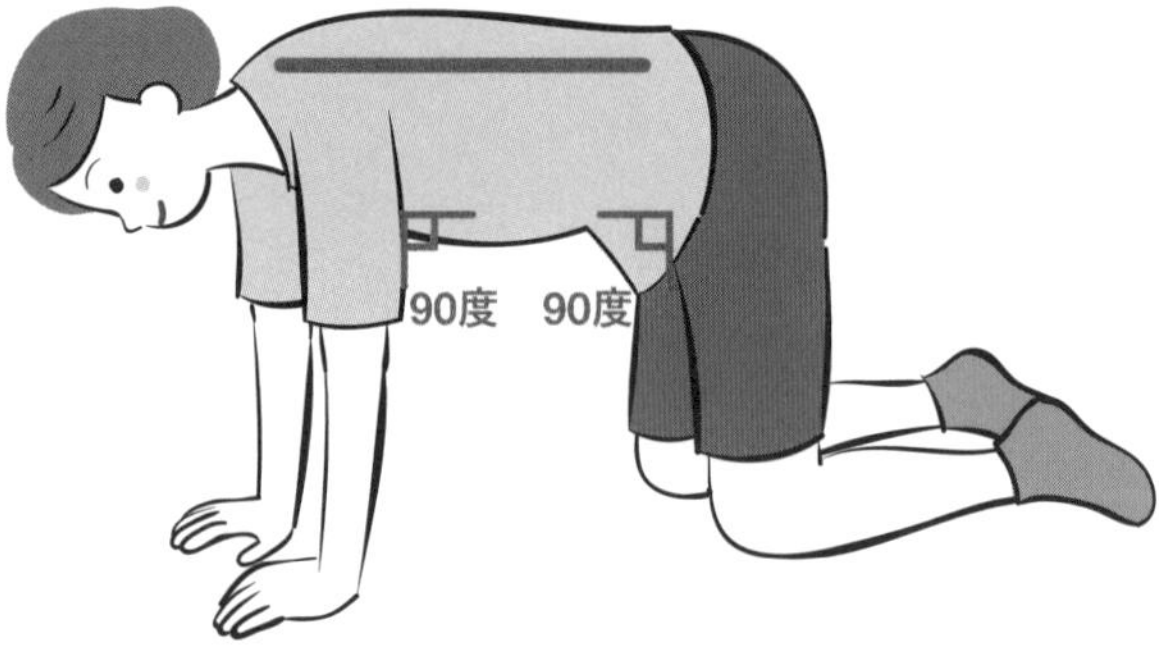

アドバイス

膝が床に当たって痛い人は、タオルなどをクッションにして行います。

2

3秒かけて、ゆっくり片方の手、それとは反対側の脚を上げる。この姿勢を3秒キープする。

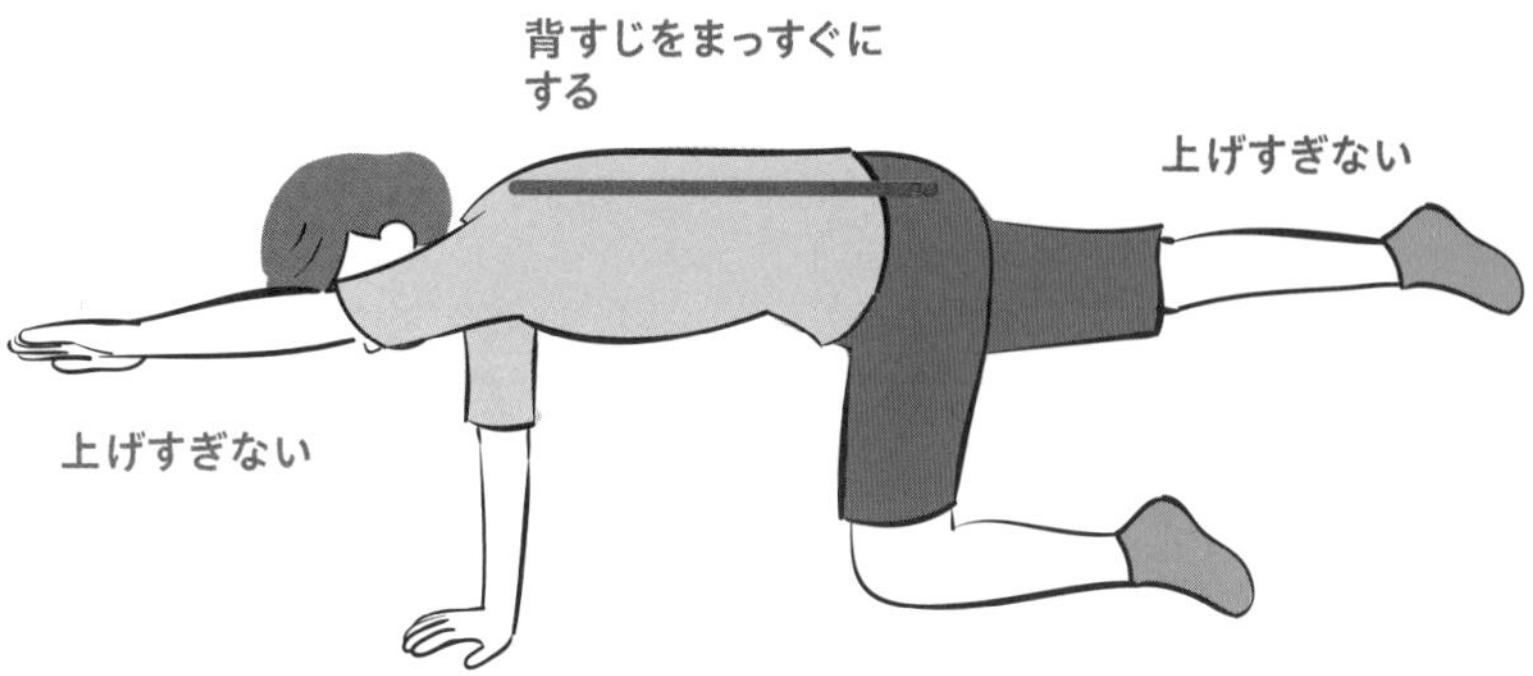
背すじをまっすぐにする
上げすぎない
上げすぎない

3

3秒かけて、ゆっくり 1 の姿勢に戻す。
反対側の手と脚も同様に行う。
これを交互に5回くり返す（1セット）。

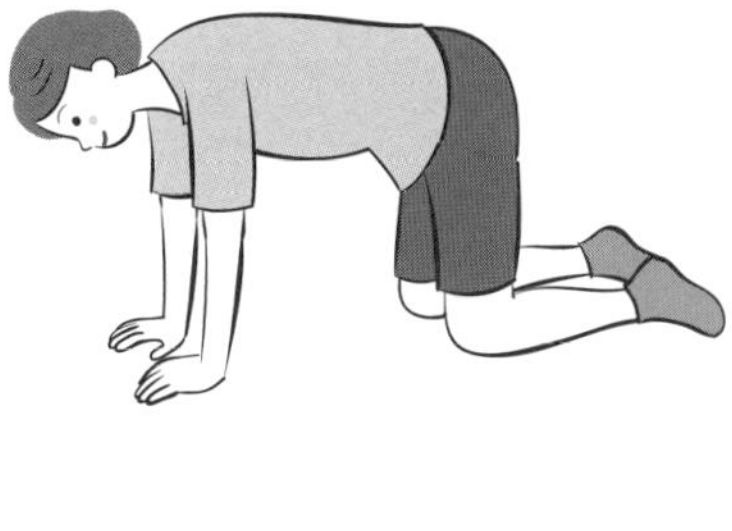

さらに鍛えたい人は

プラスアルファ④

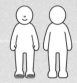

足指（趾）トレーニング

足の裏は身体のバランスを感じるセンサーです。足指の感覚を敏感に保てるようにします。

- 各種目５～10分、休憩を入れながら行う。
- 疲れないように、自分のペースで。
- 足の裏がつらない程度に。

1 足指と土踏まずを刺激

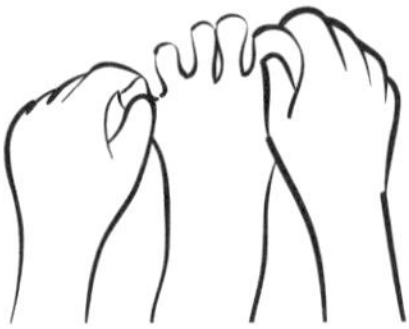

足指を開く。

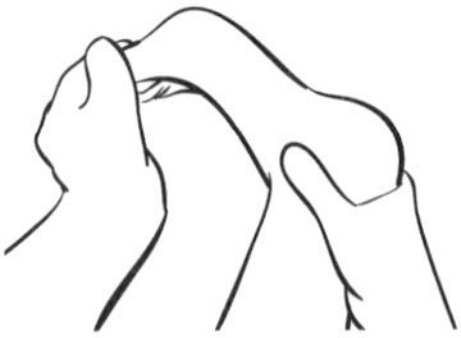

足指を反らせる。

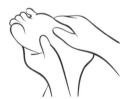

土踏まずを刺激する。

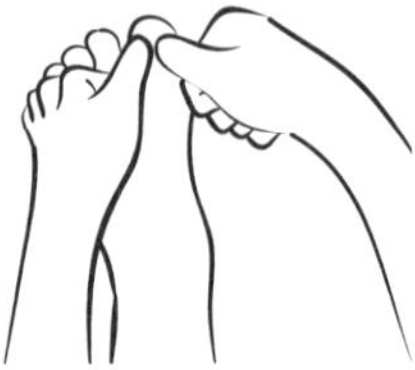

爪の付け根を押す。

2 足指じゃんけん

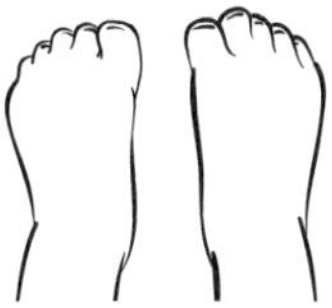

グー：指に力を入れて、ギュッと曲げる。

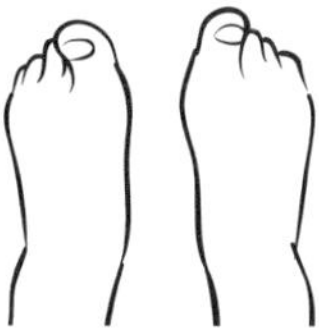

チョキ：親指を上げ、ほかの指を下げる。

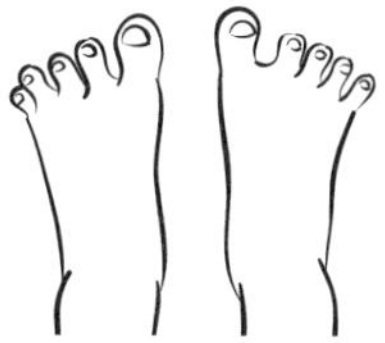

パー：指の間がすべて開くように力を入れる。

3 タオルの引き寄せ

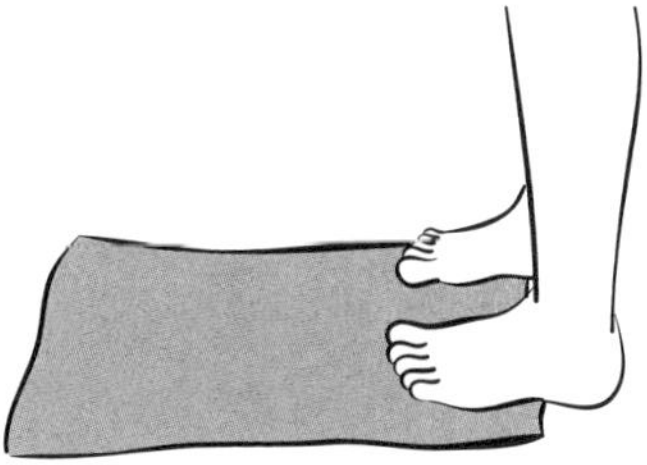

イスに座り、タオルを床に敷く。

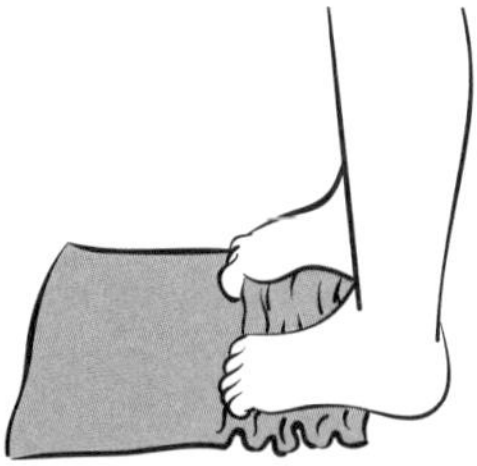

手前から指でタオルをたぐり寄せる。タオルの上に水の入ったペットボトルなど、おもりになるものを置くと、より効果的。

4 新聞紙広げ

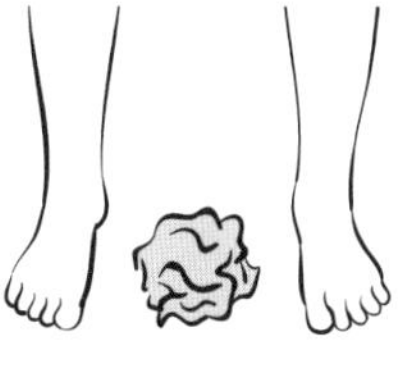

新聞紙を半分に切り、くしゃくしゃに丸め、床に置く。

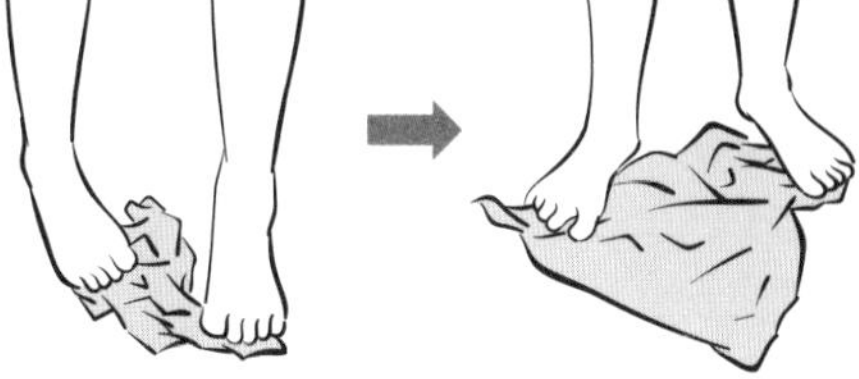

イスに座り、足指だけを使って広げていく。

さらに鍛えたい人は

プラスアルファ⑤

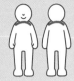

首から肩のストレッチ

- 頭だけを倒し、身体は動かさない。
- 呼吸を止めない。

1 イスに座り、まっすぐ前を向く。

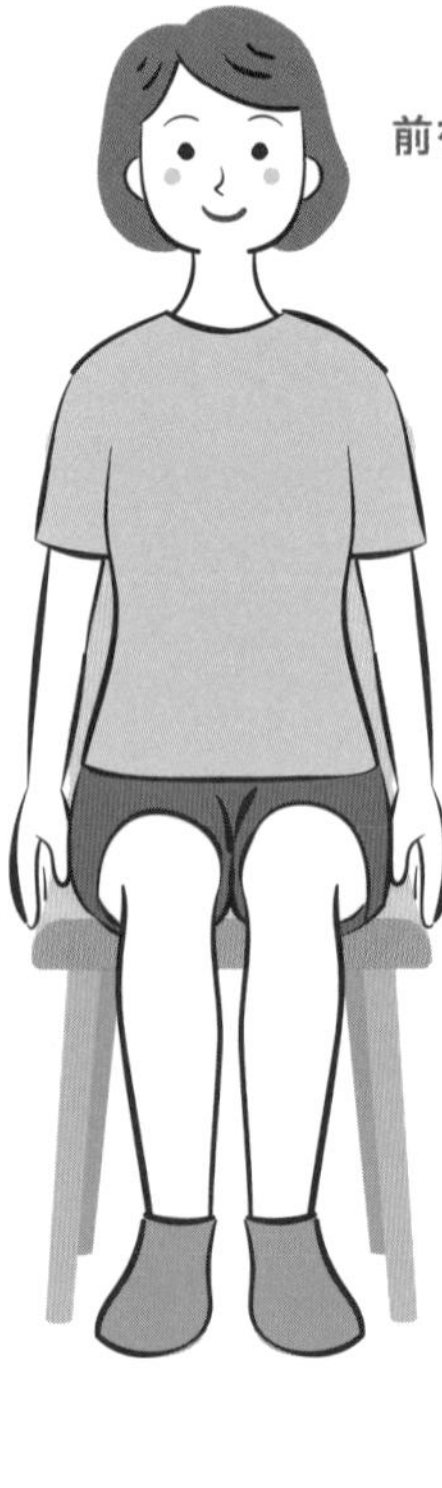

2 首から肩にかけて伸びていることを感じるところまで、ゆっくり頭だけ真横に倒す。
この姿勢を15秒キープする。
ゆっくり元の位置に戻し、反対側も同様に行う。

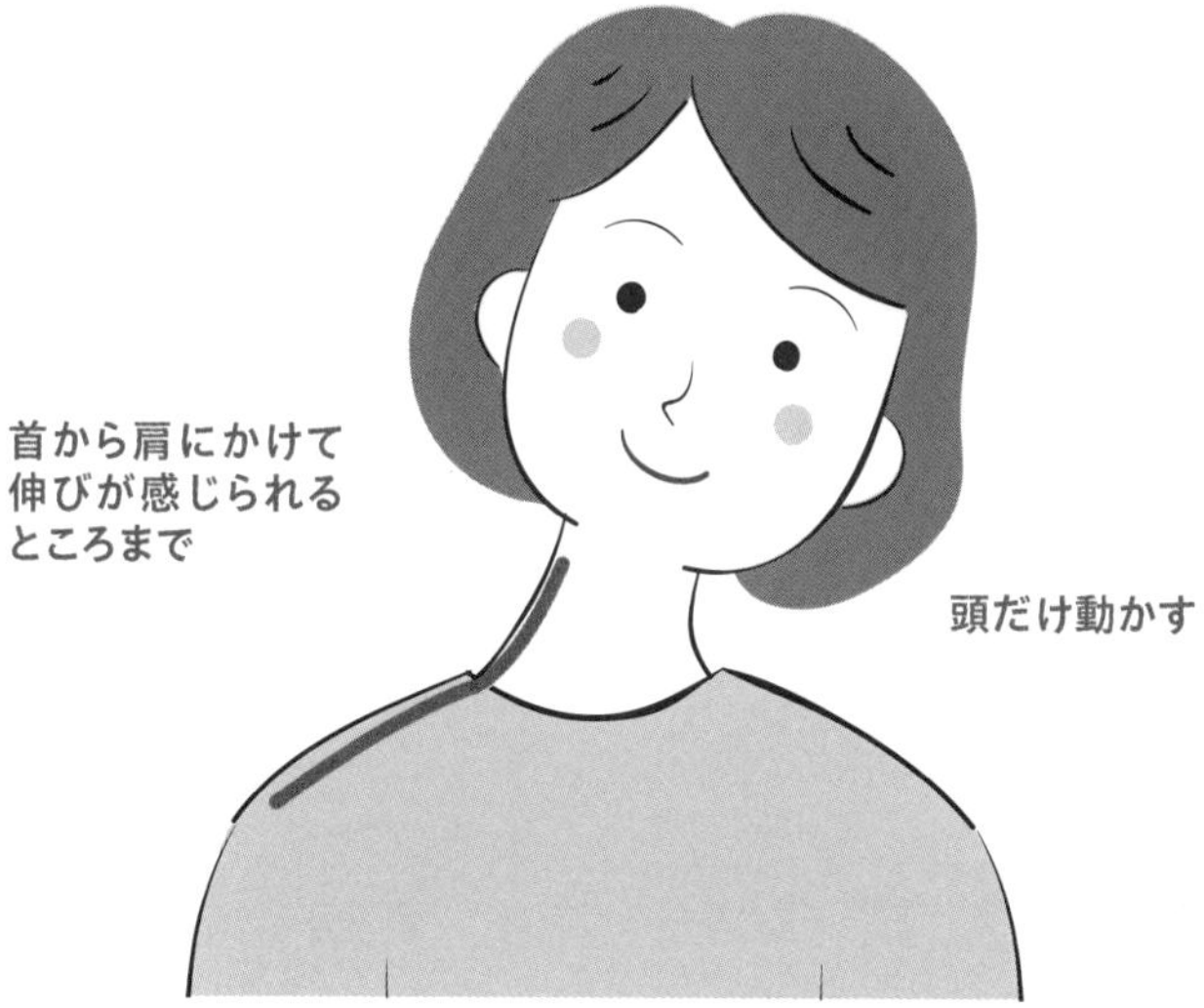
首から肩にかけて
伸びが感じられる
ところまで
頭だけ動かす

アドバイス

頭に手をのせると、
さらに伸びます。

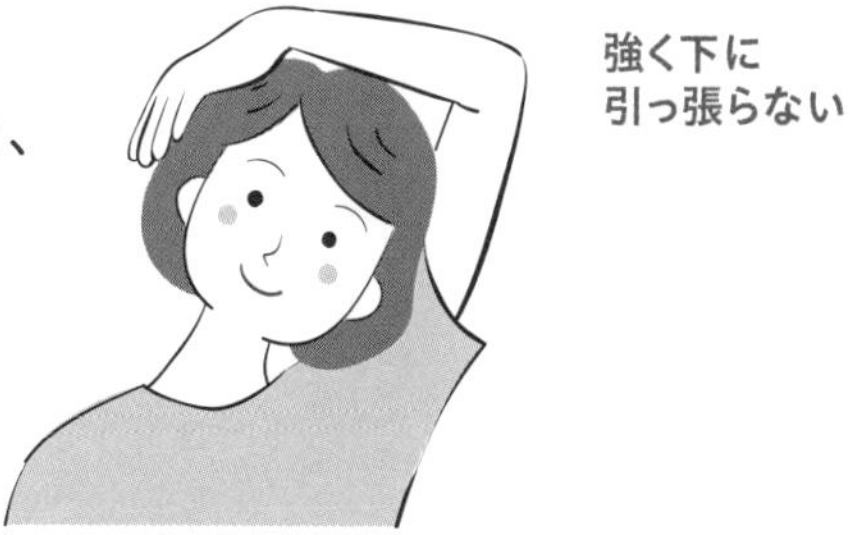
強く下に
引っ張らない

さらに鍛えたい人は

プラスアルファ⑥

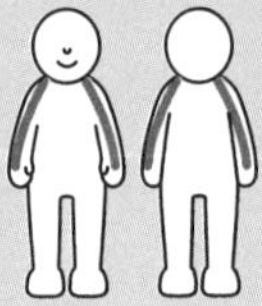

肩から腕のストレッチ

- 身体は正面を向いたまま。
- あごや首に力を入れない。
- 呼吸を止めない。

1 イスに座って、まっすぐ前を向く。片方の腕を前に出し、そのまま胸の方に近づける。

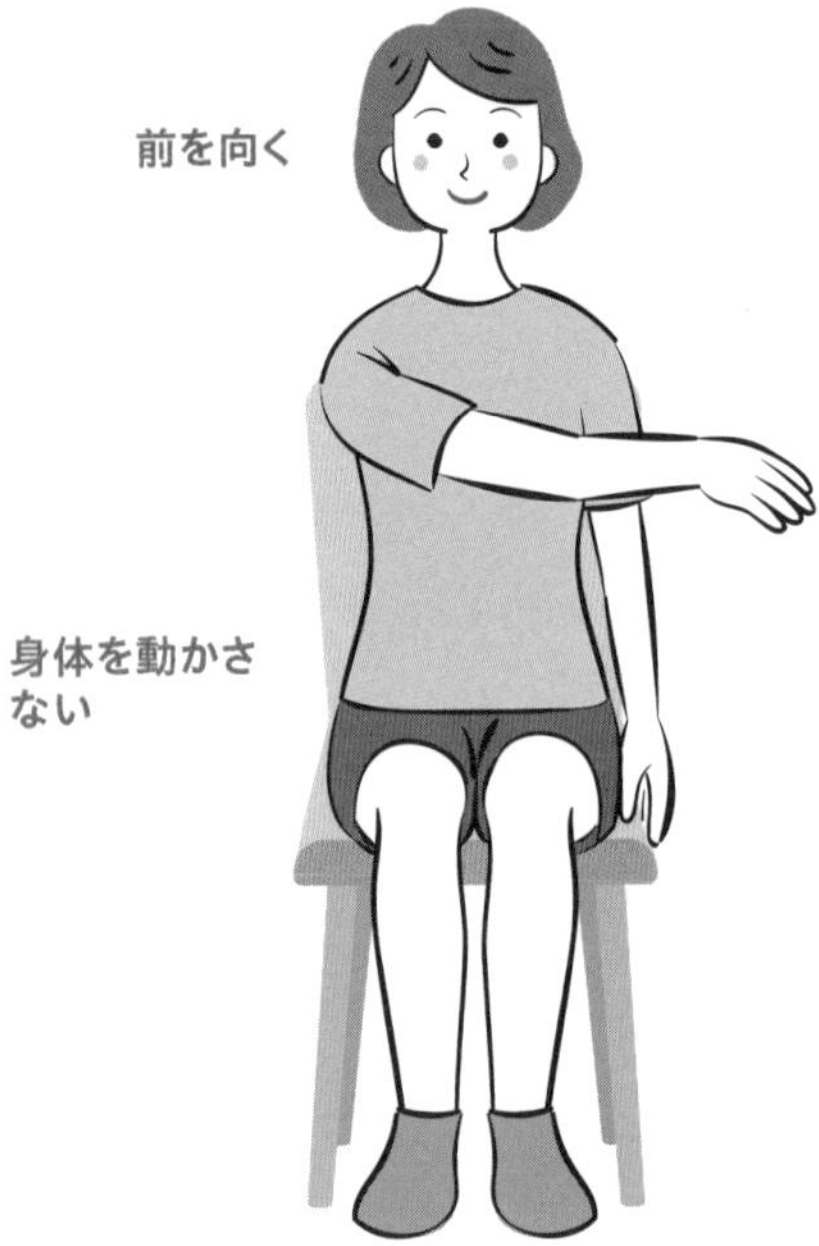

2 もう片方の腕で肘の上を抱え込み、抱えた腕をゆっくり引き寄せる。この姿勢を15秒キープする。
ゆっくり腕を下ろし、もう片方の腕も同様に行う。

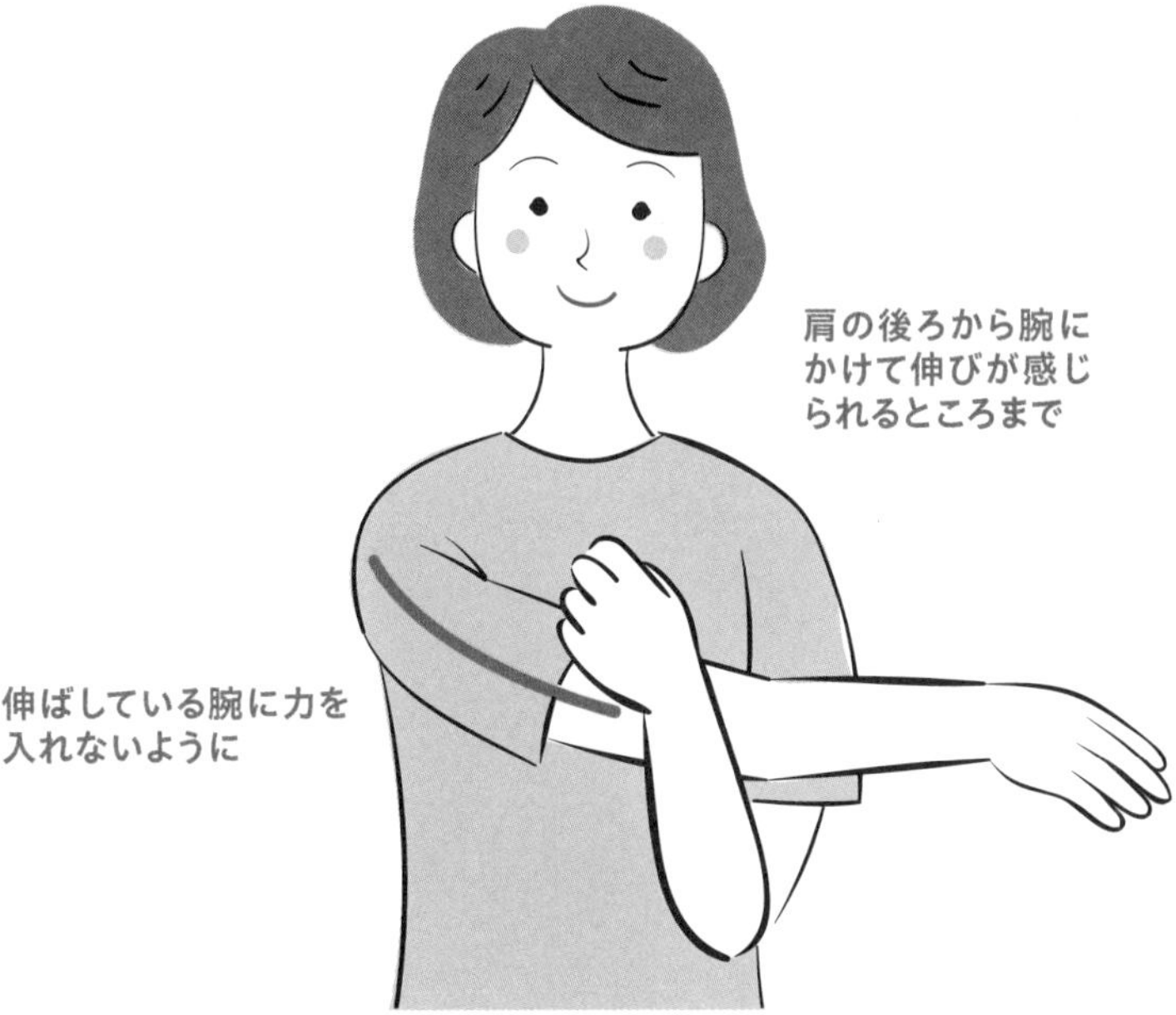

肩の後ろから腕にかけて伸びが感じられるところまで
伸ばしている腕に力を入れないように

アドバイス

肩に不安がある人は、肘を下げて行いましょう。

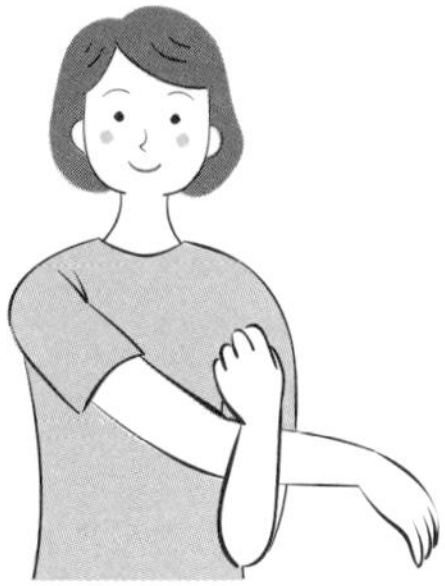

さらに鍛えたい人は

プラスアルファ⑦

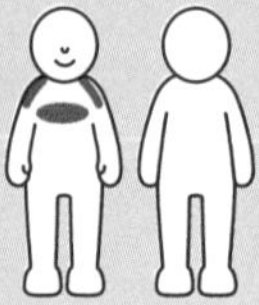

肩から胸のストレッチ

- 腰を反らしすぎない。
- あごを上げない。
- 呼吸を止めない。

1 イスに浅く腰かけ、両手を後ろで組む。

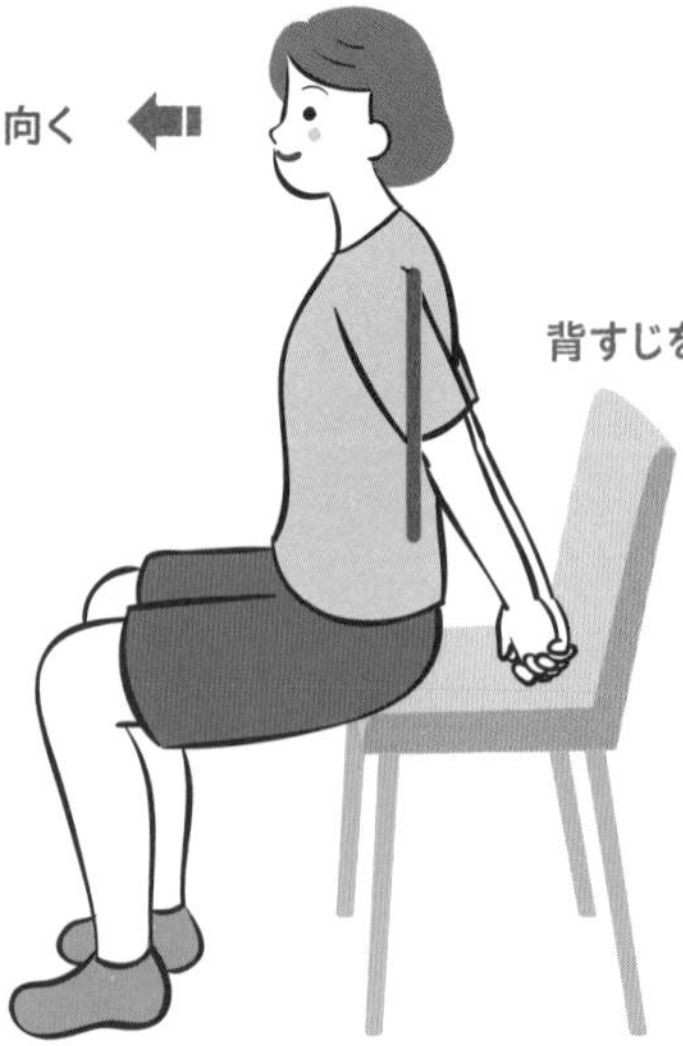

2 左右の肩甲骨を寄せるように意識しながら、ゆっくりと胸を張る。この姿勢を15秒キープする。
ゆっくり **1** の姿勢に戻す。

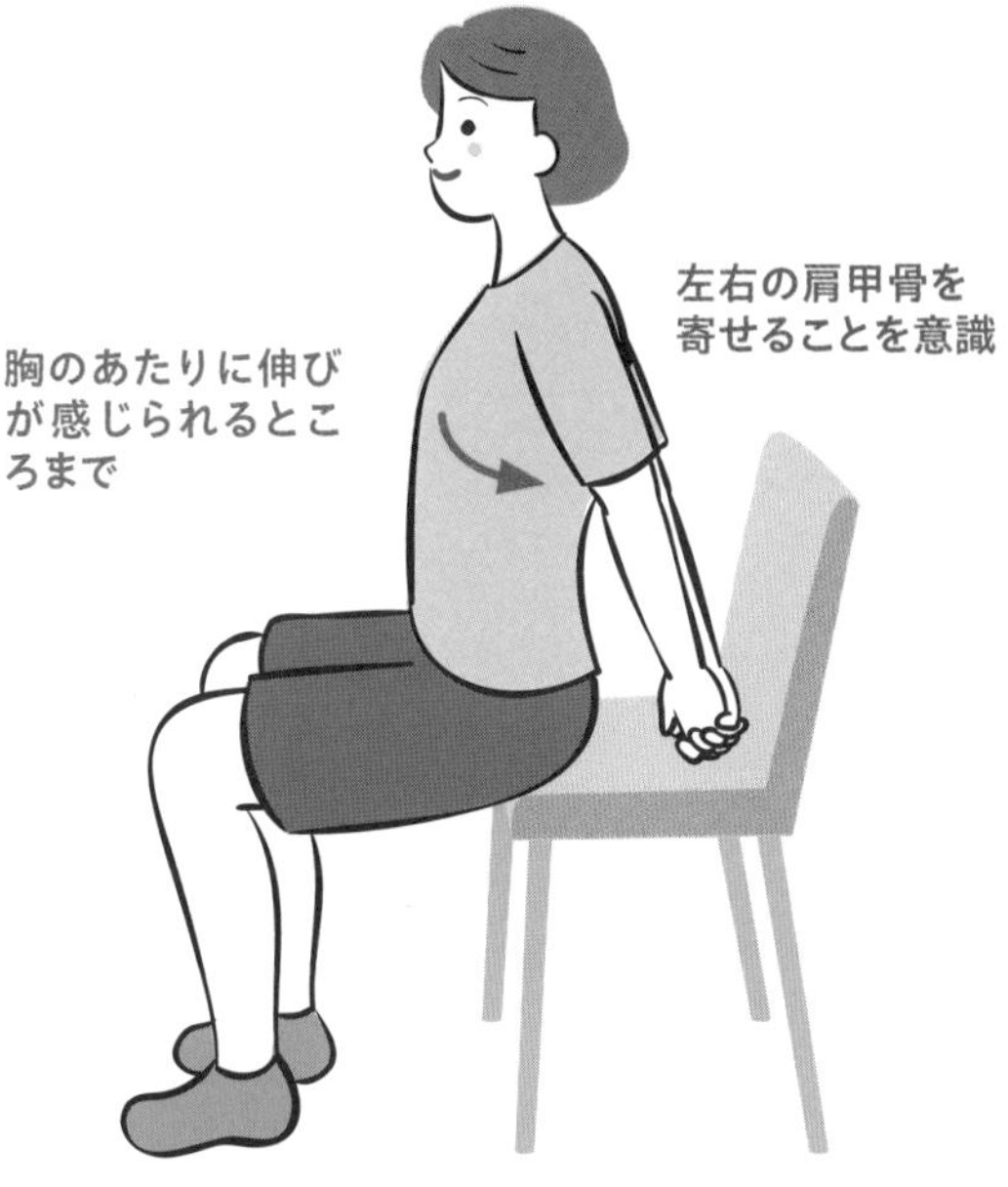
左右の肩甲骨を
寄せることを意識
胸のあたりに伸びが感じられるところまで

アドバイス

両手を後ろで組むのがつらい人は、手を広げて胸を張るだけでも効果が得られます。

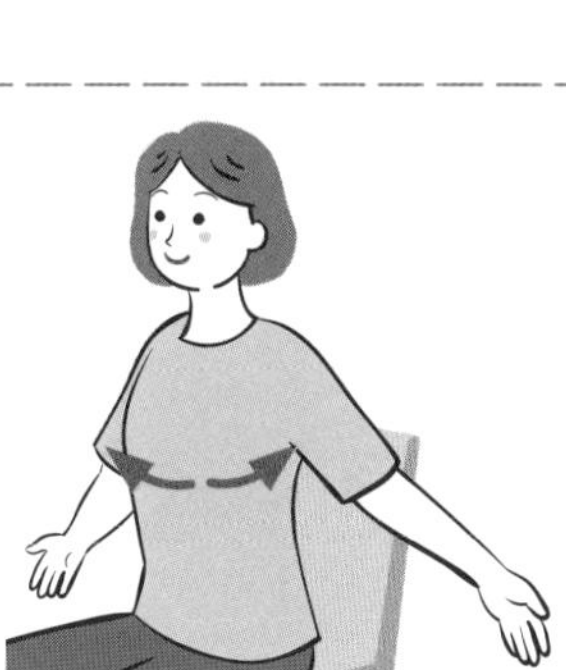

さらに鍛えたい人は

プラスアルファ⑧

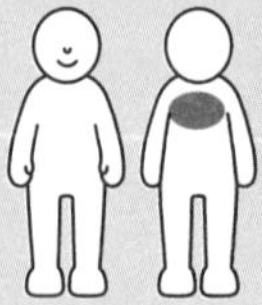

背中の上部のストレッチ

- 左右の肩甲骨が外側に開くように。
- 呼吸を止めない。

1 イスに座り、胸の前で両手を組む。おへそをのぞき込むように背中を丸める。

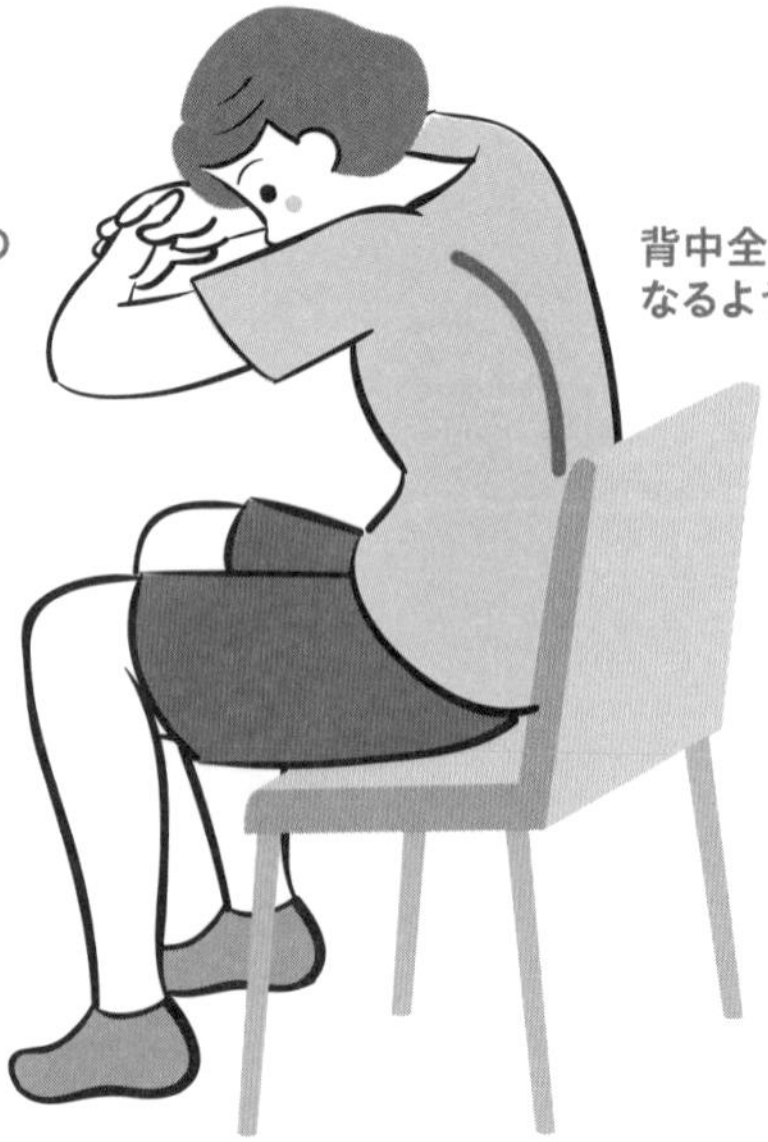
手のひらを自分の
方に向ける
背中全体が丸く
なるように

2 組んだ両手をゆっくり前に出していく。この姿勢を15秒キープする。ゆっくり **1** の姿勢に戻す。

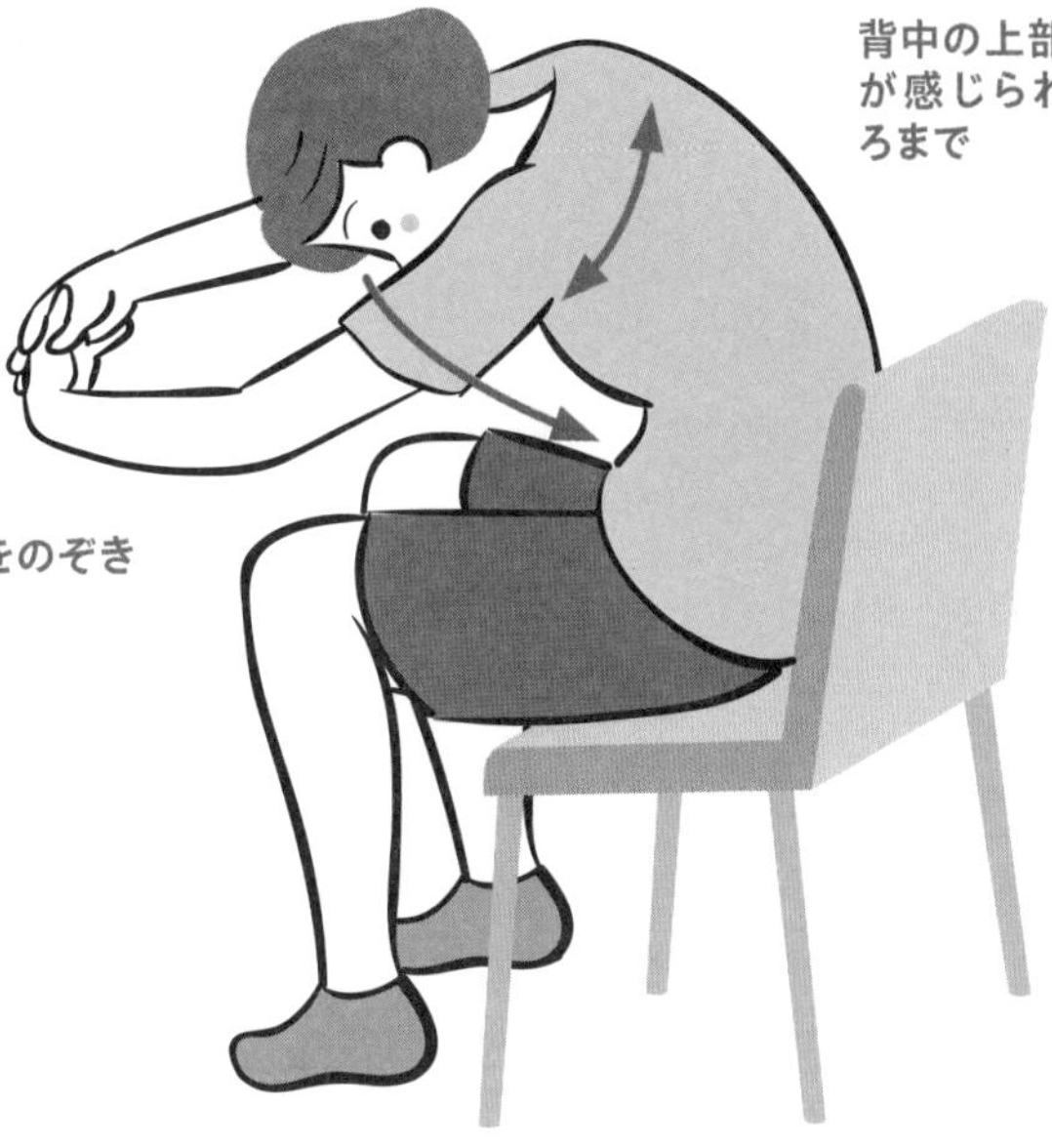
背中の上部に伸びが感じられるところまで
おへそをのぞき込む

アドバイス

大きな風船がどんどん膨らんでいくイメージで風船を抱えるように肩甲骨を開きます。

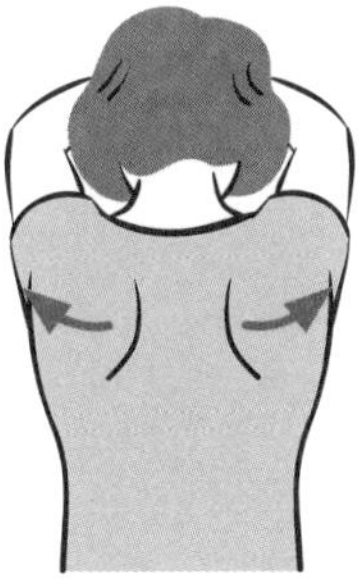

長く続けるためには

トレーニングをやめてしまうと、ふりだしに戻る

トレーニングを行ううえで3つの原理があります。「過負荷の原理」「特異性の原理」「可逆性の原理」です。過負荷の原理は、日常生活で普通に行っている動作より強めの負荷で筋力アップやウォーキングなどのトレーニングを行わないと効果が期待できないことです。特異性の原理は運動強度に比例して、負荷を与えた身体の部分だけにトレーニングの効果が表れることです。極端にいえば、腕の筋トレを行ったのに、脚の筋力が向上することはありません。そして、継続するうえで重要なのは可逆性の原理です。これはトレーニングによって得られた効果は永続的、ずっと続くものではなく、トレーニングをやめたり、日数や回数を減らしたりすると、や

がては「ふりだし」に戻ってしまうということです。

長く続ける秘訣は

筋トレは自分らしく生きていく人生において継続して行うべきなのです。長く続ける秘訣の一つは目的をつくることです。

旅行で移動するときに困らないように足腰を鍛えるのも素晴らしい動機ですし、家族と買い物に出かけたり、テニスや卓球などのスポーツを行う準備のためだったり、ご自身の生活の楽しみにつながるようなことを目的にすると継続しやすくなります。

一方で、自分一人だけで、毎日トレーニングを継続することが難しい方もたくさんいらっしゃいます。友人と一緒にウォーキングをしたり、またはトレーニング仲間をつくることは非常によいことです。近年は市区町村でも積極的に健康教室などを開催していますので、近所の公民館やコミュニティセンターなどの教室に参加すると、自然と仲間ができるかもしれません。

また、一日の日誌、運動日記をつけることは継続につながります。内容は実施したトレーニングメニューで回数、セット数、調子よくできたかなど何でもよいのです。ぜひ毎日の積み重ねを記録に残して、自分で内容を振り返ってみたり、近くの人に見てもらってはいかがでしょうか。我々が開催している「筋力アップ教室」でも、参加者のみなさんには日誌を書いていただいて、それがモチベーションアップにつながっているとの感想を多くいただいています。

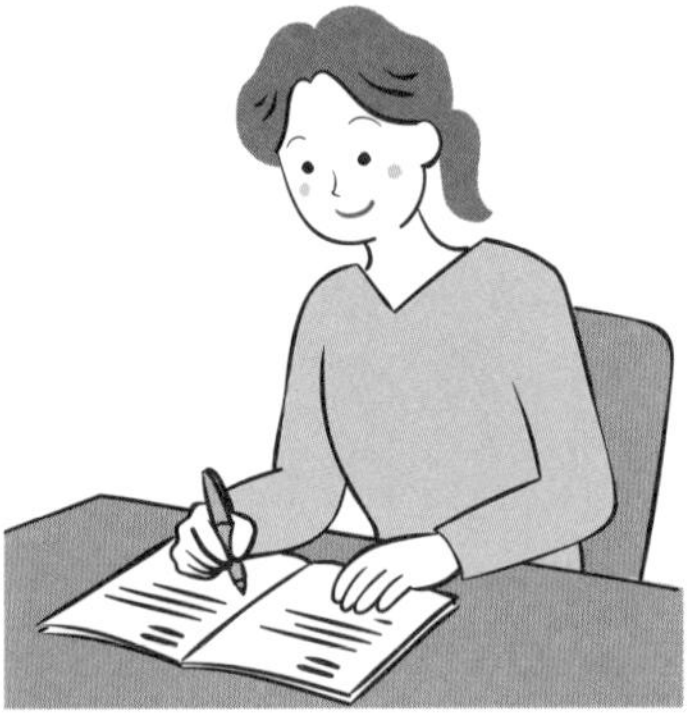

COLUMN 03

屋外で行う運動の方がより幸福感を得やすい

運動による幸福感は、屋内より屋外で行う方がより幸せを感じやすいともいわれていますので、自宅でできる筋活や骨活を、外を見ながら行ったり、窓を開けて行ったりするだけでも変化が感じられるでしょう。自然がもたらす高度な心理的効果も期待できます。屋外で行われるヨガや森林ウォーキングは、滝、噴水、水しぶきなどのマイナスイオンや森林から発散されている成分（フィトンチッド）が、精神を落ち着かせ、さらにリラックスさせ、気持ちや行動の変化につながると考えられています。また複合的に自律神経系に働きかけ、ストレスも軽減させている可能性があります。もちろん、血行も新陳代謝もよくなり、睡眠の質も上がり、リラックスしてストレスをためない習慣が身につけば、美肌に直結し美容効果も得られるかもしれません。

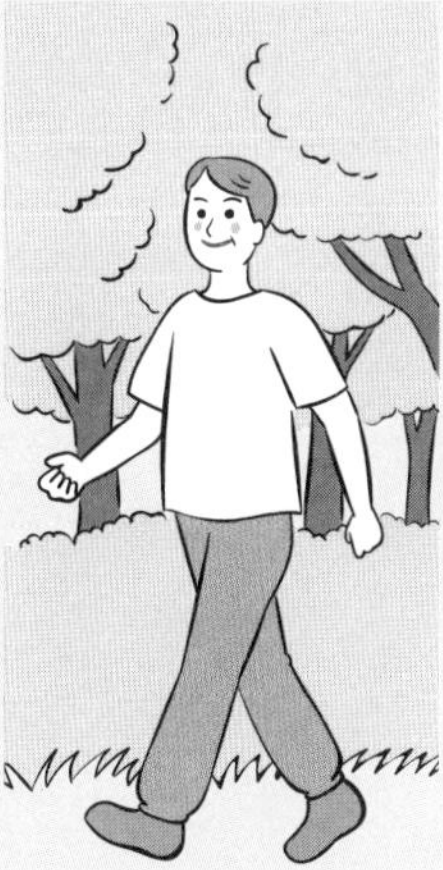

COLUMN 04

「マリアンナ筋力アップ教室」の試み

現在、日本各地の市区町村において、健康増進を目的としたいわゆる「健康教室」がさまざまな形で展開されています。聖マリアンナ医科大学スポーツ医学講座でも、2007年より神奈川県川崎市教育委員会との連携事業として、「マリアンナ筋力アップ教室」を開催してきました。

これは地域のシニアの方々を対象として(毎回30人程度)、本書で紹介した3つのストレッチと4つの脚の筋トレを中心に、2週間に1回(約2時間)、計6回の3ヵ月コースとして行っています(春、秋の2期)。教室のない日は、自宅にて週3回以上(無理のない範囲で)ご自身で行っていただくことを推奨しています。

本教室の特徴として、初日(1回目)と最終日(6回目)に体力テストを実施しています。これらの結果は各参加者に必ずフィードバックしていますが、一方、本教室の筋トレの有効性についても科学的に検証してきました。

本教室で実施する体力テストは、次の3つです。

1．イスに座って立ち上がる動作をくり返し、30秒間に何回できるかを測定します。

2．目を開けて片足で立った姿勢を何秒間保持できるか計測します。

3．両膝を伸ばして座り、身体を起こした状態から徐々に前方に倒れ、前に置いた指先が何センチ前方に移動するか測定します。

1のCS（chair stand）－30テスト（回）は筋力の指標とされています。

2の開眼片足起立時間（秒）は、バランス能力の評価に用います。

3の長座体前屈（cm）は柔軟性の指標とされています。

次ページに2007～2011年の参加者239人の結果を示します。これら3つのテスト結果は、いずれも1回目よりも6回目の方が有意に増えていることがわかります。「マリアンナ筋力アップ教室」の指導内容は有効であることが科学的に実証され、これらの結果はさまざまな学会や学術論文にも発表してきました。

どうか本書の内容を信じて安心して筋トレに励んでいただければと思います。

CS-30テスト

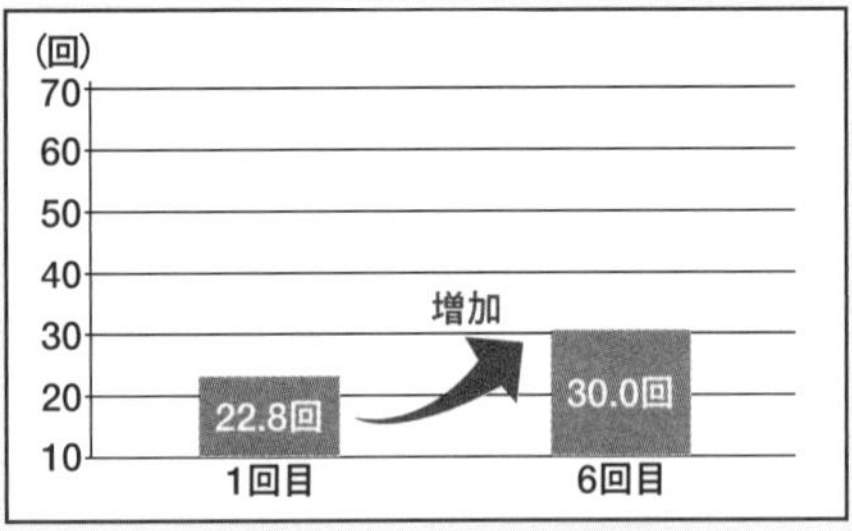

イスに座った状態から立ち上がる動作を30秒間で何回できるかというCS-30テスト。1回目の測定に比べて6回目は明らかに多くなった。

開眼片足起立時間

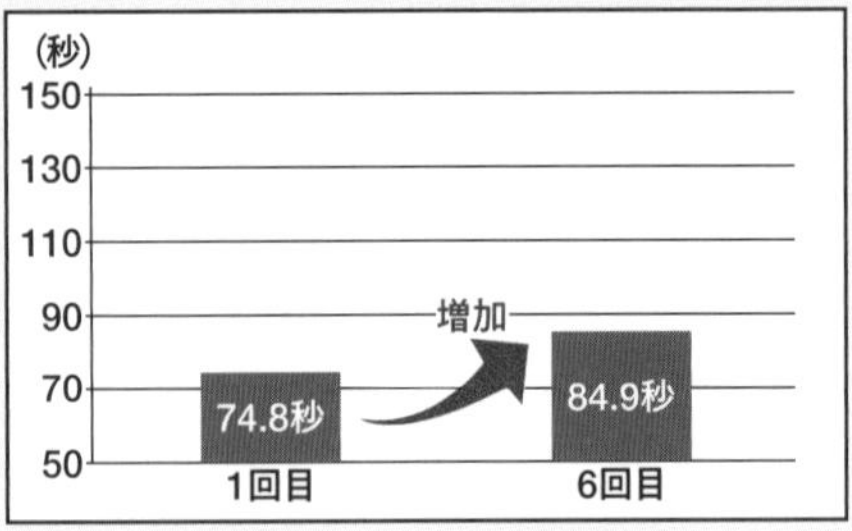

目を開けた状態で片足立ちの姿勢を何秒間続けられるかを計測した結果、1回目の測定に比べて6回目はより長くなった。

長座体前屈

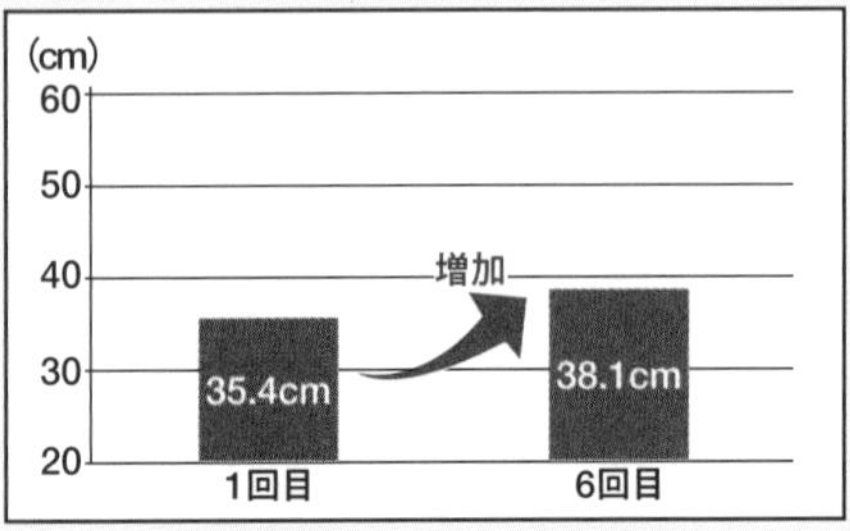

柔軟性の指標である長座体前屈でも1回目の測定に比べて6回目は有意に増加した。

資料：藤谷博人他　高齢者に対する筋力トレーニング指導の効果
-マリアンナ筋力アップ教室の試み-.　聖マリアンナ医科大学雑誌
Vol. 42, 2014を改変

第3章

ヨガで筋活・骨活の効果を高める

ヨガの呼吸法にはお腹周りを鍛えて身体の軸を安定させる効果があり、自然と基本姿勢が整えられます。筋活・骨活のための筋トレを行うには正しい基本姿勢が保たれていることが望ましく、ヨガを取り入れることをおすすめします。

筋活・骨活＋ヨガ

☑ 基本姿勢ができていないと筋トレの効果が出にくい

年齢とともに関節の変形が進行したり、脚の筋力が衰えたりすると転びやすくなります。擦り傷程度ならよいのですが、骨がもろくなっていると骨折してしまうことも少なくありません。骨折の場合は、入院や手術が必要になり、その間にさらに足腰の筋力が衰えてしまうという悪循環になってしまいます。そうならないように「脚の筋肉を鍛えて転倒予防をしましょう」ということは広くいわれていますし、筋力アップ教室もそうした目的で行われています。筋トレを行うにあたっては、身体の基本姿勢がしっかり保てているかどうかにも気をつけなければいけません。

二足歩行になって

ヒトは、四足歩行の動物が進化して、後ろ足で直立二足歩行するようになりました。二足歩行をしっかり行うためには、たくさんある背骨を骨盤の上にしっかり積み立て、その上に重たい頭をのせ、さらに身体の横にぶら下がった腕を重力に逆らって支える必要があります。

ところが、もともと四足歩行だったため、手足の関節の可動域は後方よりも前方の方が広く、長時間のデスクワークやスマートフォンの普及の問題もあり、肩が丸まった前傾姿勢になることが多くなってきました。すると、肩、首、腰の骨の並び方やそれにかかわる筋肉にも負担がかかり、膝などにも影響が出てしまい、あちこちに痛みが生じてしまいます。痛みの改善のためにトレーニングを行ってもこの基本姿勢が保てていない状態では、トレーニングの効果がうまく出ないのです。

☑ヨガを取り入れて基本姿勢を整える

病院でリハビリを行っているときなどは、理学療法士が基本姿勢や歩く動作が正しくできているかどうかをみてくれますが、自分で筋トレをしているときにチェックすることは難しいものです。そこで、取り入れたい方法がヨガです。

実は、ヨガのポーズや呼吸法は整形外科で行っている筋トレと同じ理論で説明できるものも多くみられます。整形外科医が説明する筋肉や骨の話はなかなかわかりにくいところがあって、内容をしっかりと理解して筋トレを行える人は少ないでしょう。でも、ヨガのプログラムだったらわかりやすく、楽しく、効果的に筋トレができるのではないでしょうか。

例えば、ヨガの姿勢をつくるときには、背骨の位置に気をつけて行います。タダサナという立位のポーズは、ただ立っているだけの、動作ともいえない動作をするのですが、「呼吸法を行いながら、骨盤を後傾して、腹腔内圧（お腹の中の圧力）を上げ、上肢を身体の真横に下ろしてまっすぐに立つ」ポーズです。骨盤の上に背骨と頭をのせ、体幹の筋肉で安定させて立つ（体の軸を安定させる）ことを目指します。

①腹横筋《ふくおうきん》（１０８ページ）と横隔膜《おうかくまく》を使い、このポーズだけで腹腔内圧を上げる
②骨盤・腰椎の関係を意識する
③頭・肩を正しい位置にする

などの整形外科で行っているトレーニングと同じことをやっているのです。ですから、ヨガのポーズを正しく、楽しく学んでいけば、自然と必要な基本姿勢が整い、身体全体のコンディショニングができていきます。

では、コンディショニングを整えるヨガの具体的な動きを使って、体の軸を安定させる方法を説明していきます。

よい姿勢と悪い姿勢

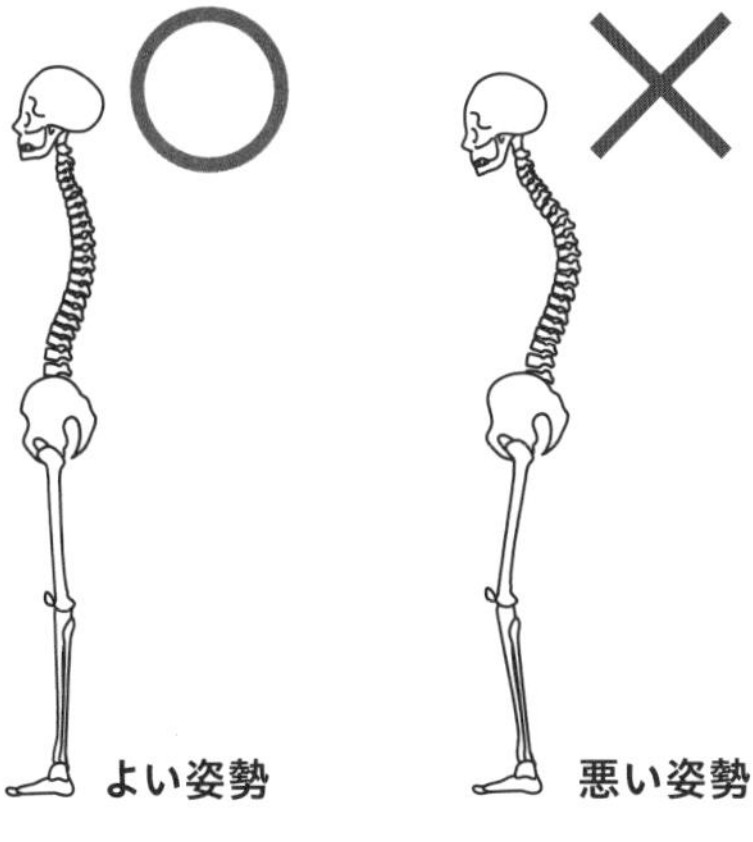

呼吸でお腹を強くして体の軸を安定させる＝腹活《ふっかつ》

理想は鼻呼吸

呼吸はトレーニングを行う場合に重視されており、上手にできないとアスリートでもよいパフォーマンスができないといわれています。そして、ヨガの基本にも呼吸があります。

ヨガで行われているさまざまな呼吸法の中には、腹式呼吸、胸式呼吸、そしてそれを組み合わせた完全呼吸というものがあります。呼吸は鼻呼吸で行います。鼻から吐くことが難しい場合は、慣れるまで口から吐いてもかまいません。ヒトは息を吐くときに副交感神経が刺激されることがわかっています。意識的に長く息を吐くことによって心拍数が減り、継続的に練習をしていくことで不安やストレスの症状が改善することが報告されています。

ですから、4秒吸って、8秒吐く、などのように、吐く方に2倍程度の時間をかけて行うことをおすすめしています。ヨガのいろいろなポーズは常にこの呼吸法を意識しながら行います。

呼吸のメカニズム

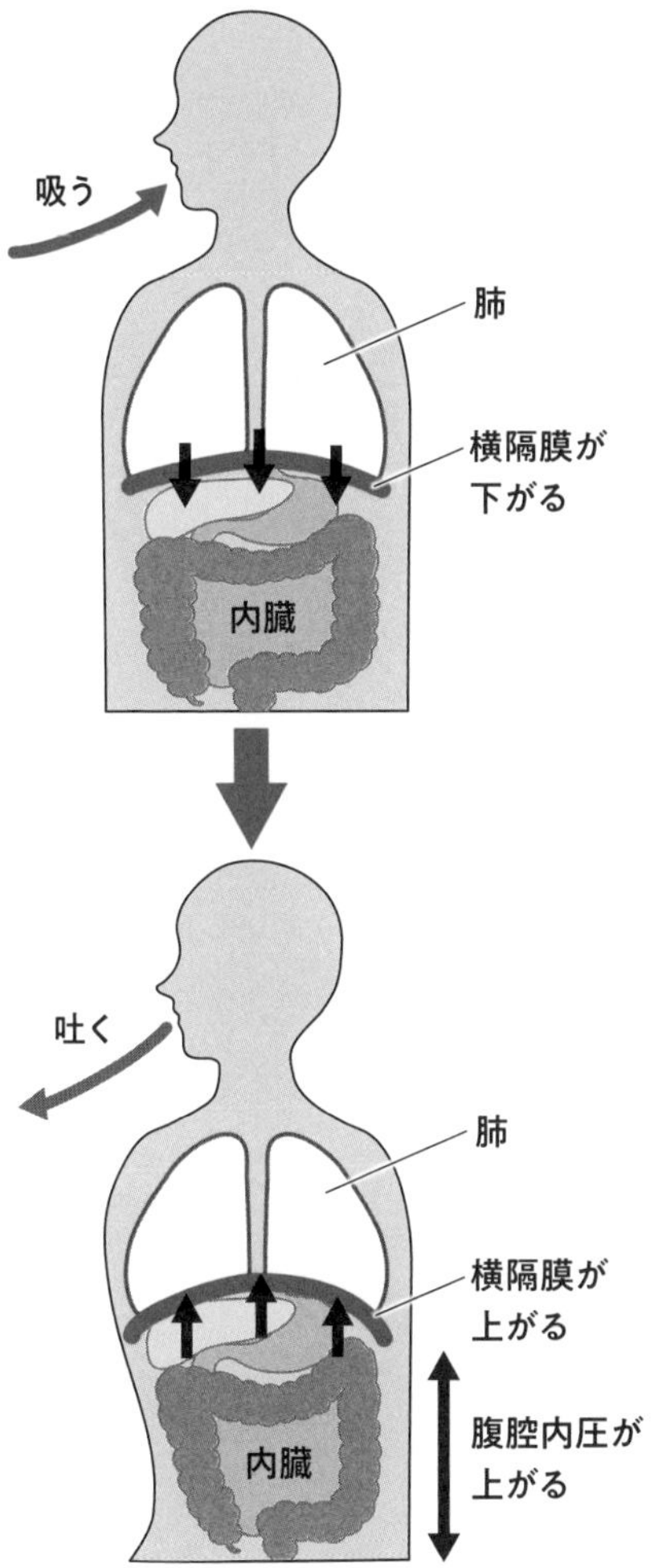
吸う
肺
横隔膜が
下がる
内臓
吐く
肺
横隔膜が
上がる
腹腔内圧が
上がる
内臓

☑ ヨガの基本の呼吸

それぞれの特徴を見ていきましょう。

腹式呼吸

息を吸いながらお腹を膨らませ、息を吐きながらお腹をへこませて元に戻る（腹横筋を使った呼吸）。できるようになったら、息を吸いながらお腹を膨らませ、お腹を膨らませたまま息を吐く練習をする。腹腔内圧を上げる練習になる。

胸式呼吸

息を吐いてお腹をへこませ、そのままキープしながら、吸った空気を胸に入れて肋骨《ろっこつ》を広げ、息を吐きながら肋骨を元に戻す。お腹を強くする（腹活）と同時に胸郭（110ページ）の柔軟性を上げるねらいがある。

完全呼吸

まず、腹式呼吸で大きく息を吸って、次に肋骨を広げて胸にも空気を入れる。最後に鎖骨の方まで空気を入れるように大きく息を吸う。最後はゆっくり吐くかあるいは「ハ〜」と大きく脱力して吐いてもよい。

腹式呼吸

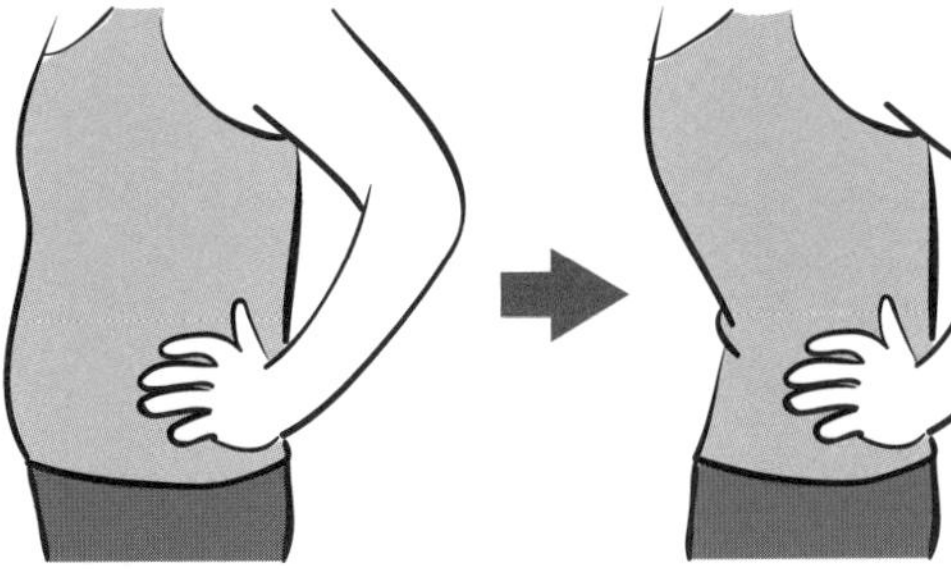

息を吸いながら
お腹を膨らませる

息を吐きながら
お腹をへこませる

胸式呼吸

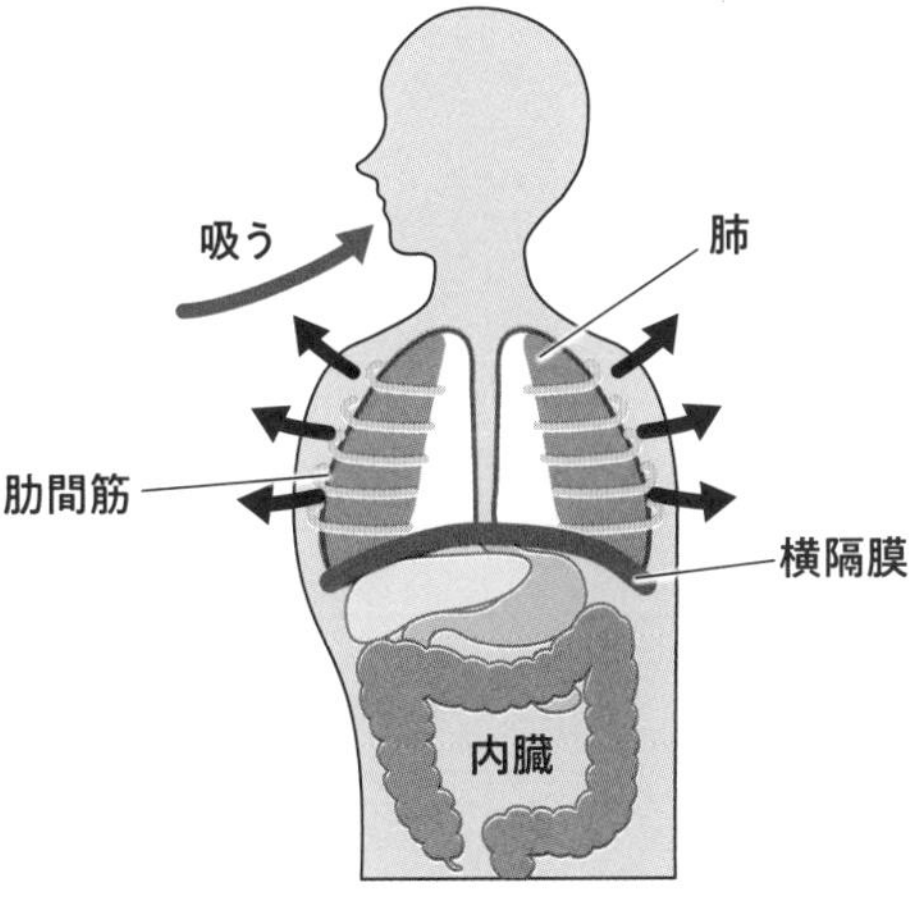

胸式呼吸では、お腹をへこませて肋骨を
膨らませることを意識しながら行う。

☑ 呼吸法で腹横筋を鍛える

心臓と肺がある部分は胸椎《きょうつい》、肋骨《ろっこつ》、胸骨《きょうこつ》という骨で囲まれていますが（胸郭《きょうかく》）、胃、肝臓、十二指腸などがあるウエスト部分には背骨しかありません。そこで姿勢を保つためには腹筋群がとても大切です。腹筋は四層構造になっていて、一番外側の1層目は身体の正面にある腹直筋《ふくちょくきん》で、身体を前に倒すときに使う筋肉です。その内側の2層目には外腹斜筋《がいふくしゃきん》、3層目に内腹斜筋《ないふくしゃきん》が左右の脇腹にあたる部分に斜めにあります。腹斜筋は身体をねじるときに使う筋肉です。そして、お腹の一番奥には、肋骨と骨盤の間のいわゆるお腹部分をぐるり

腹筋群

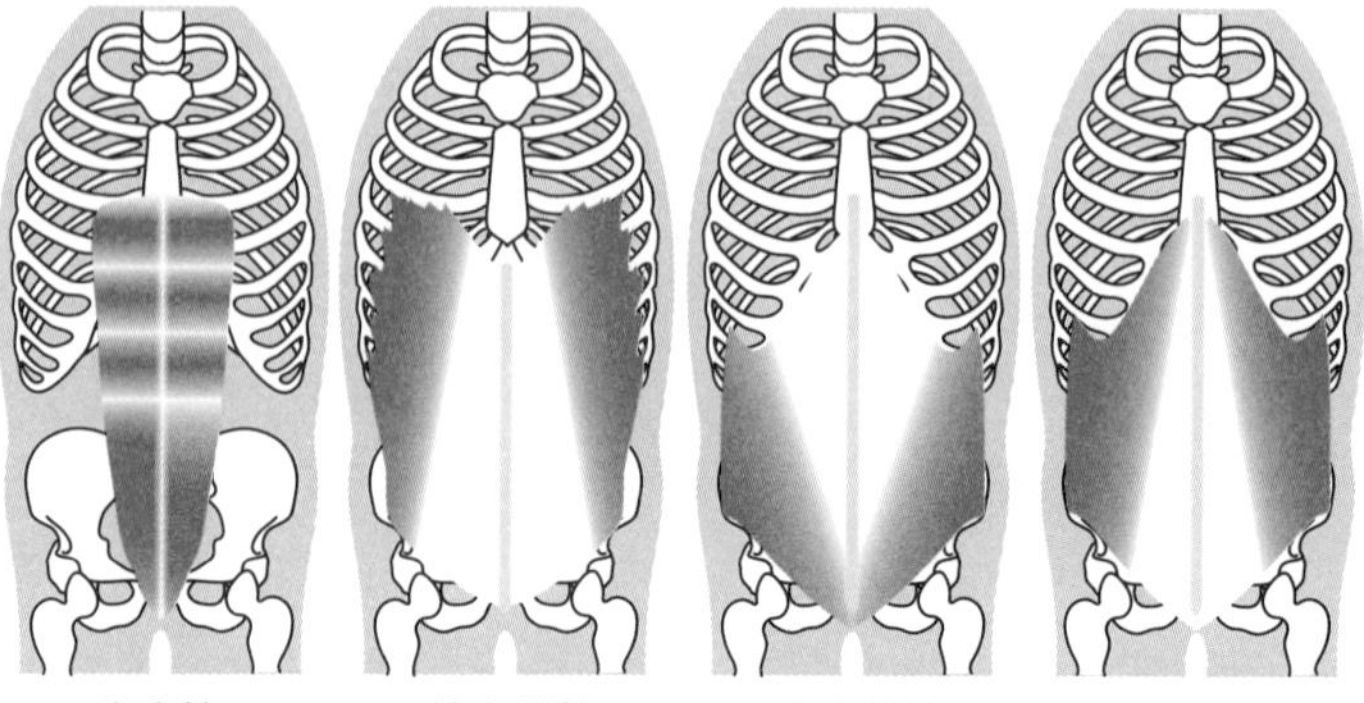

と囲んでいる腹横筋《ふくおうきん》があります。腹横筋は背骨を支える大切な筋肉で、腹式呼吸はこの筋肉を主に使います。なお、腹横筋は、体幹の深層筋で、身体を動かすときのスイッチ的な役割も担っています。呼吸法の練習では、この腹横筋を意識して行っていきます。

腹横筋を鍛えることで腹腔内圧をコントロールする

腹横筋は、筋肉の力でお腹の中の圧（腹腔内圧）を高めることで、腰の骨を守り体幹を安定させる働きをしています。この働きから、腹横筋は腰の天然コルセットともいわれています。

腰痛予防のためには、腹横筋をしっかりと鍛えて、重い荷物をもつなど腰に負担がかかるときに腹腔内圧をコントロールできるようにして、天然コルセットとして利用すればよいのです。

しなやかな背骨をつくる

☑運動して息苦しいのは胸郭の硬さが原因かも？

坂を上がる、筋トレを行う、などの行為で息苦しくなって、動くのが怖い、運動が怖い、危ないからやれないと感じてしまった……ということはないですか？　検査をしても心臓など内科的には何も問題がないような人は、筋肉の不活動や胸郭の柔軟性の不足が息苦しさの原因であることがあります。

ヒトは直立二足歩行をするようになって前足を肩から下げて腕として使うようになったため、腕を支える肩には負担がかかりやすいのです。うまく支えられないと肩が丸くなって腕が身体の前に出て、前かがみになりがちです。その方が肩への負担が少なく感じるからです。しかし、その姿勢が続くと、胸郭やその周りの筋肉も硬くなってしまい、体操をしても簡単には改善されなくなってしまいます。腕が身体の前に出た状態は、転びやすかったり肩が痛くなったりする原因にもなります。

背骨と肋骨

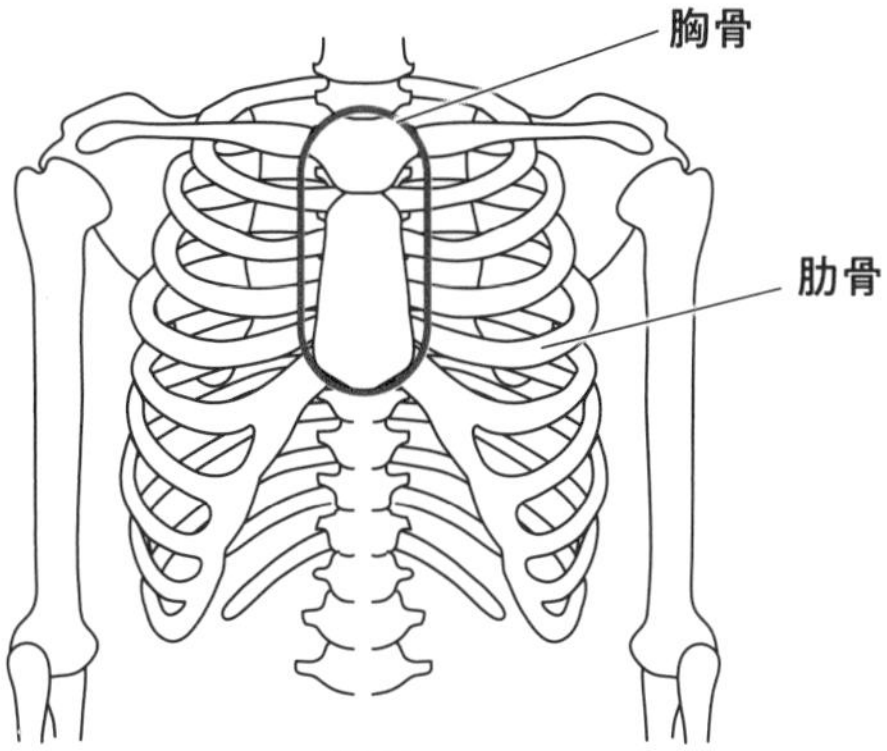

前面

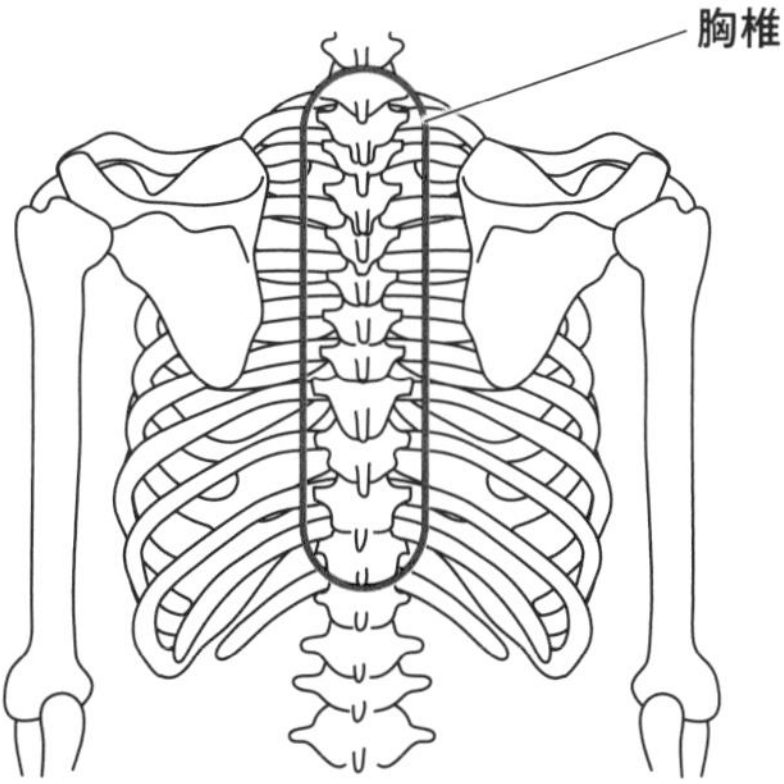

背面

胸骨、肋骨、胸椎で囲われた部分を胸郭という。

☑ 胸郭を柔らかくするとトレーニングがやりやすくなる

ヒトがさまざまな動作を行う場合、胸郭の柔軟性とともに背骨のしなやかさが大切です。骨盤と背骨を支える筋肉が硬くても、全体の動きが悪くても、前述した理想の立ち姿勢が保てなくなります。そのまま使い続けることで徐々に背骨の変形や首・腰の痛みが出現してきます。例えばバンザイをするといった動作でも胸椎が硬いと肩関節に負担がかかり、肩の痛みになってしまうのです。

ヨガのキャットカウ（猫・牛）というポーズは、背中全体の柔軟性を上げることができます。このポーズでは、まず骨盤の方向を変化させてからスタートして、背骨を下から順に動かして、最後に頭が動いていくように意識することが大切です。呼吸法とともにやっていきます。４秒で吸って反って、４秒で吐きながら丸まって、といった感じです。

キャットカウのポーズ

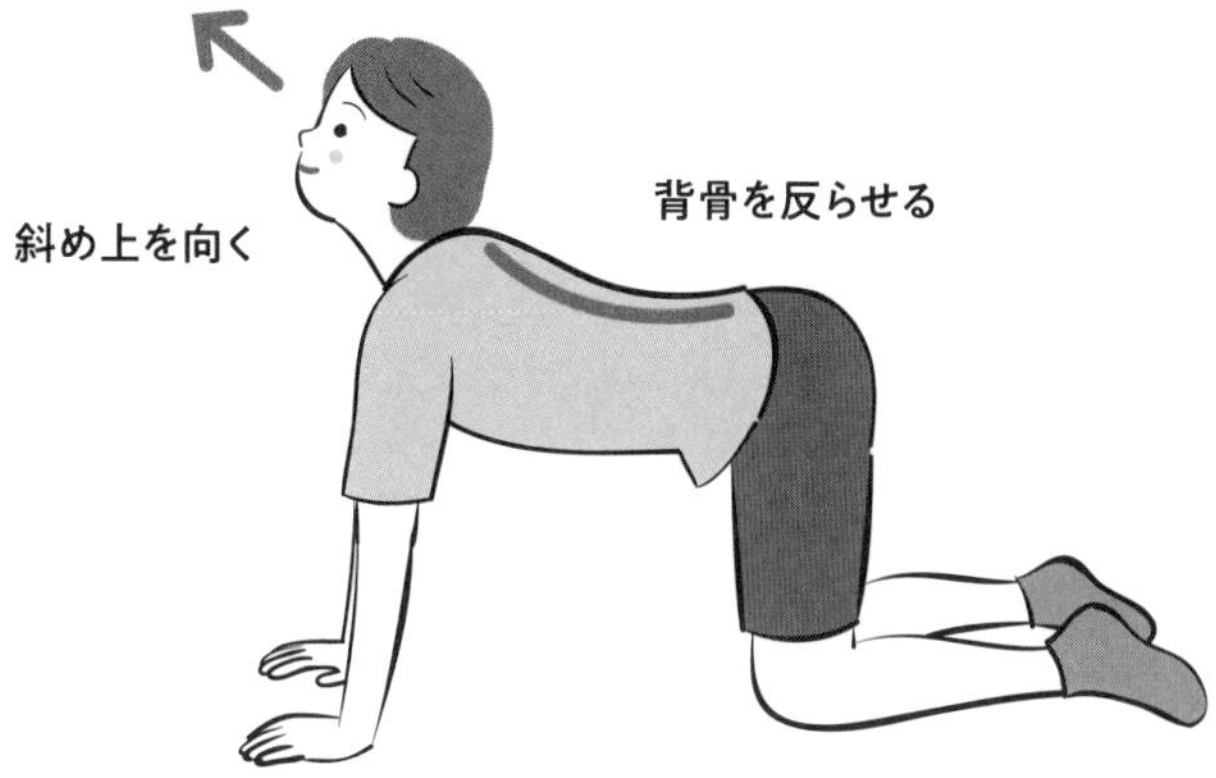
背骨を反らせる
斜め上を向く

1 四つん這いの状態から、息を吸いながら背骨を少しずつ反らせて目線を斜め上に向ける。

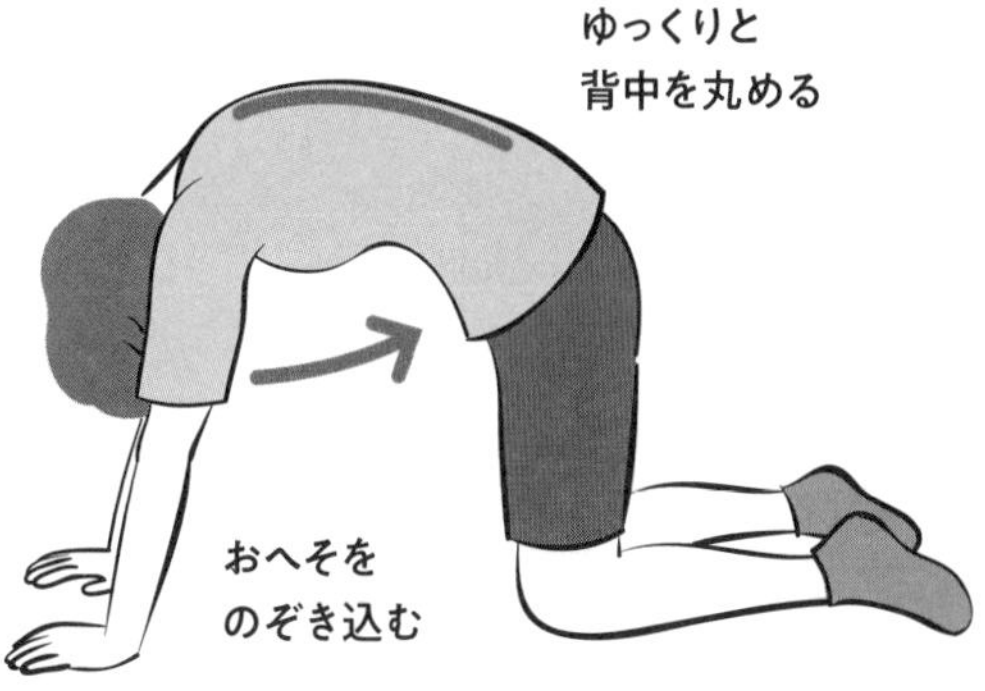
ゆっくりと
背中を丸める
おへそを
のぞき込む

2 息を吐きながらゆっくりと背中を丸めていき、あごを引いておへそをのぞき込む。この動きを数回くり返す。

背骨を安定させる

多裂筋を鍛えて背骨を守る

ヒトの背骨は、首部分（頸椎）が7個、胸部分（胸椎）12個、腰部分（腰椎）5個の椎骨《ついこつ》がつながってできています。多裂筋《たれつきん》は、この背骨の一つ一つの両側についている筋肉で、腹横筋とともに体幹の深層筋です。多裂筋は立っているときも座っているときも背骨を支える働きをしています。

ヒトが立っているところから歩き出すときには、背骨の全部の骨をひとまとまりにし安定させて使わなければなりません。脳は、その複雑な一連の動きが瞬時にできるように命令を出しています。

立ち上がったり座ったり、歩いたり止まったりという動作は健康な人であれば、特に深く意識せずにできることですが、背骨が安定しないまま動いてしまうと背骨の関節を傷めてしまいます。そのような状態にならないために、腹腔内圧を上げる腹横筋とともに、骨を安定させる多裂筋を鍛え、刺激することが大切です。

多裂筋は、第2章で紹介した「バッテン手と脚上げ」(80ページ参照)を行うことで鍛えられ、ヨガでも取り入れられています。

バッテン手と脚上げ

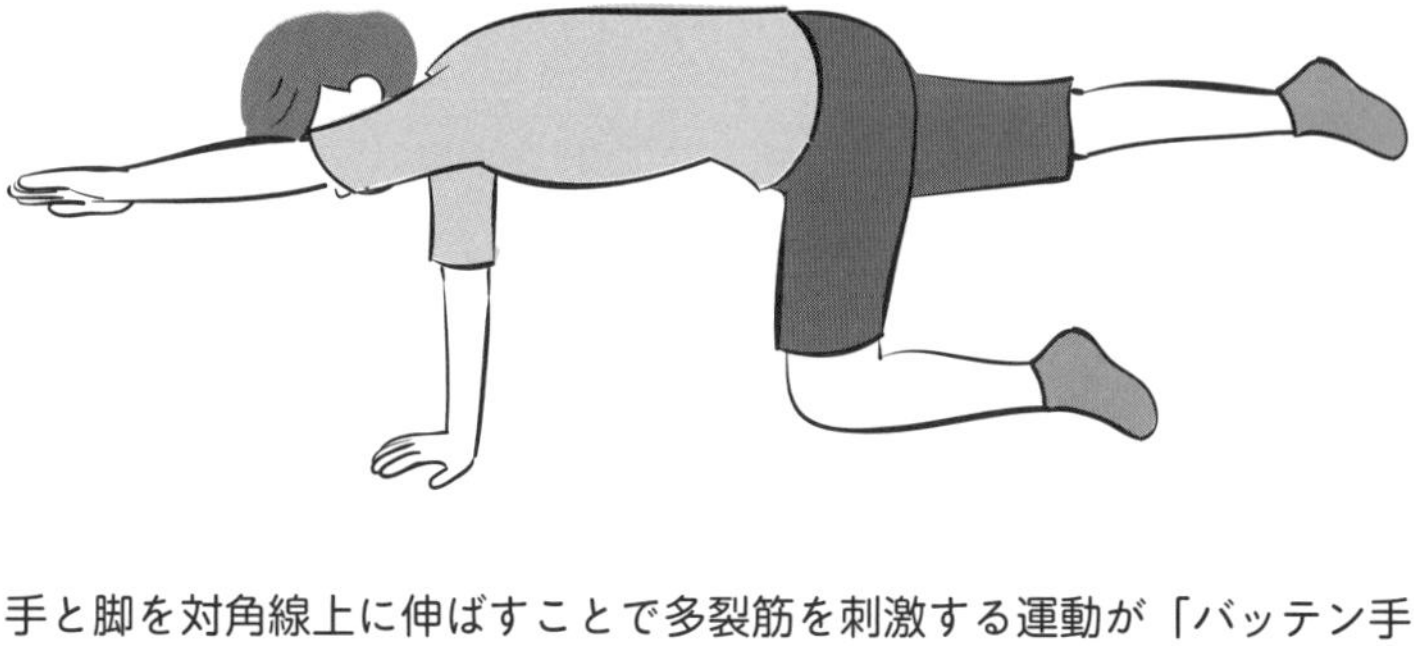

手と脚を対角線上に伸ばすことで多裂筋を刺激する運動が「バッテン手と脚上げ」のトレーニング。ヨガのダイアグナルのポーズと似た動きで多裂筋を鍛えるのに効果がある。

ヨガの心理的効果

☑ヨガにはリラックス効果がある

内臓や血管などの筋肉は不随意筋《ふずいいきん》（14ページ参照）で、人が自分の意思で動かすことができないものです。意識しなくても食事をとれば胃が動いて食べ物が消化され、やがて腸で栄養が吸収されますし、運動すれば心臓もそれに対応して鼓動が速くなります。

この不随意筋は、自律神経によって常に調整されており、その役割を果たしています。自律神経には交感神経と副交感神経があり、この二つがバランスよく働いています。ヒトの身体では私たちの意思とは関係なく、生命を維持するために自律神経がうまく働き、さまざまな調整が行われています。

自律神経は環境に合わせて上手に働き、闘志を燃やして仕事をしているときなどは交感神経が、食後にリラックスしているときなどは副交感神経が優位に働いています。この交感神経と副交感神経のバランスがとても大切で、どちらかが過剰になると身体の不調を引き起こしてしまいます。ストレス刺激があると、交感神経が過度に働き心臓の鼓動が速くなったり血圧が上がったり、消化機能まで低下してしまいます。一方、副交感神経が過剰になると、やる気が出ない状態になる、頭痛、だるくなる、朝起きられなくなるなどの症状が出てしまいます。

ヨガの呼吸法では、息を吸う時間よりも息を吐く時間を長くします（105ページ参照）。このような呼吸法を一定時間継続することで、ストレスの緩和や不安の解消につながる研究結果が出ています。

☑ 呼吸に集中することでこころを穏やかにする効果もある

ヨガでは呼吸の練習を行う際、注意を呼吸に向けることで、普段の悩みや痛みに焦点を置かず、今この瞬間だけを大切にする状態に導いていきます。こうした「今この瞬間の体験に意図的に意識を向け、評価せずとらわれのない状態でただ観ること」をマインドフルネスといいます。医学的にはまだ検証段階ですが、ストレス軽減に対するなんらかの効果が期待され、さまざまな試みが研究されています。

整形外科を受診するような身体の痛みは、何をやるにしても気になるもので、ストレスそのものです。しかし、痛みというのは自覚症状で、人によって受け取り方が違うものです。ちょっとした痛みでもそれが気になって日常生活がうまく送れない人もいれば、少々痛くてもあまり気にせず、普段通りに過ごせる人もいます。痛みに対しては、その原因の診断・治療が不可欠ですが、運動療法としてヨガを取り入れ、自然と呼吸に集中することで、ヨガの最中だけは日常の痛みに意識が集中しなくなるかもしれません。マインドフルネスの練習で痛みの受け取り方や付き合い方を変えていくこともできるかもしれません。

☑「ありがとう日記」で視点を変える

身体に痛みがあるとき、あるいは不安を感じるとき、「どうなってしまうのか」「本当によくなるのか」「何か大変な病気なのでは」とネガティブ思考になりやすいものです。インターネットでも、前向きな情報より悪い情報の方が、記憶に残りやすいものです。

そんなときに「ありがとう日記」をつけることをおすすめしています。「ありがとう日記」というのは、ヨガの真髄でもある「感謝」をあえて見つけ出すアプローチ法です。日常生活の出来事の中から、「ありがとう」といえるようなこと、何か感謝できること、よかったことを書き留めます。ヨガの呼吸法と同様に注意の対象を変換することが可能です。

例えば、キャットカウのポーズを1回やった日に、「1回しかできなかった」と思うのではなく、「今日は1回やれてよかった、ありがとう」と思うことにします。病院に付き添いで一緒に来てくれた人に「迷惑をかけてごめんなさい」ではなく、「一緒に来てくれてありがとう」と考えるようにします。「ありがとう」日記をつけると、それまで見過ごしていたよかったこと、うれしかったこと、当たり前ではないことなどに気付くようになり、ネガティブな気持ちを変換することができます。

年齢を重ねて思うようにやりたいことができない、あちこちに痛みが出てくるといったことは自然なことであり、避けることはできません。ときに、身体の変化や痛みと上手に付き合っていく必要があります。それなら、痛いことに気持ちを集中するのではなく、そのほかの何か自分にとってよいこと、うれしいと思えることに目を向けていくことで、気持ちを楽にすることができるかもしれません。

上手に年齢を重ねるために、ヨガの呼吸でお腹を強くする「腹活」をしていきましょう。

COLUMN 05

少しずつ意欲を高める活動を増やしていく

私たちの意欲は、何かをやるところから出てきます。何かをしないとだめだと考えるだけで行動に移らずにいるとネガティブな気持ちが強くなってしまいます。一つでも何か行動を増やしながら、自分の意欲を自然と湧かせていきましょう。

あくまでも行動することに難しさを感じたり、しなければならないと思い詰めたりしないでください。できるペースで身体を動かしたり、呼吸を整えたりして、一日にあったことを書き留めておくだけでいいです。まずは、ちょっとしたことでも自分でいつもと違うことができていたら、自分をほめてください。そして一日一つでも自分のよかったこと、ほめたこと、感謝できたことを頭に浮かべるか、書き出してみてください。そうすると、今まで見ていた自分と今ここにいる自分が違ってきて、自分の変化を認知することができるようになってくると思います。焦らないで少しずつ、意欲を高める活動（筋活・骨活）を増やしてみませんか？

ほどほどに行うことが大事です。それはこころを休める時間になります。

筋活・骨活で、こころにも活気を！

筋活・骨活の心理的効果

ここまで、「筋活・骨活」に加えて、自律神経を整えてリラックスさせたり、呼吸法をしっかり取り入れたり、日記を書くことによって自分を振り返るだけでも、マインドフルネス効果になることについてお話ししてきました。

一般にヨガを行うとポジティブな気持ちへの変化があったり、ネガティブなうつうつとした気持ちやすっきりしない感じ、イライラ感などが減ったりして、運動後の気持ちは総合的に改善します。運動を実践して、最初に表れてくる効果は心理的効果であるといってもいいでしょう。ここでは、軽い運動やヨガをすることによって、どんな心理的効果があるのか、基本的なことを踏まえてお話ししていきたいと思います。

☑ 生活のリズムはとれていますか?

まずは、こころと身体の健康のために生活のリズムを大切にし、趣味や運動を楽しむ時間をもちましょう。これは「行動活性化」ともいわれ、やりがいのある行動や楽しい活動をすることで、こころを活性化するという方法になります。

感情や気分を変えるといってもなかなか難しいですが、行動することは思いのほかこころを変えることができます。おしゃべりや身体活動、音楽、マッサージ、小旅行など、いろいろありますが、その一つとして、まず簡単な「筋活・骨活」のための運動やヨガを取り入れてみてください。いつもより少し身体を動かすだけでも気分転換になると思います。

無理のない範囲で身体を動かしてみる

日頃気持ちが落ち込んでいるときは、何もしないでいる人が結構多いと思います。でも、何もしないでいれば、気持ちや身体のだるさが楽になるかというと、実際はそうではなく、かえっていろいろなことを考えすぎたり、頭に浮かんでくることで辛くなってしまったりすることが多くありませんか？

そんなときこそ、無理をしない程度にちょっとだけ身体を動かしてみてください。そうすると気持ちが晴れてきますし、この行動がさらに習慣化されると、それ自体が趣味となったり、一人でなく皆と活動したくなったり、生活が楽しくなったりしてくることが多いのです。

ストレッチや筋トレをゆっくりしてみるだけでも違います。運動するのは絶対嫌だという人は、まずは音楽をかけながらヨガの呼吸法から始めるだけでもよいでしょう。日常に取り入れられそうなことを無理のない範囲で、できそうなことから少しずつ始めてみてください。

運動することは、休養するということ!?

「スポーツ」の語源はラテン語ですが、日常生活から一時的に離れる、気晴らしする、休養するという意味があります。普段の生活から少し離れて、固定されていた情緒的な緊張や不安を解消させることが、運動するということなのです。運動することでさまざまなストレスから逃れることは、積極的休養といわれています。ゆっくり、ただのんびり過ごすだけが休養ではないのです。

2050年には日本人の65歳以上の割合は、約36％と予想されており、国のスポーツ立国戦略としては3人に2人は週1回以上、3人に1人は週3回以上のスポーツ実施を目指しています。中高年期に運動や身体活動量が多いと、結局は病気や死亡率の減少につながります。

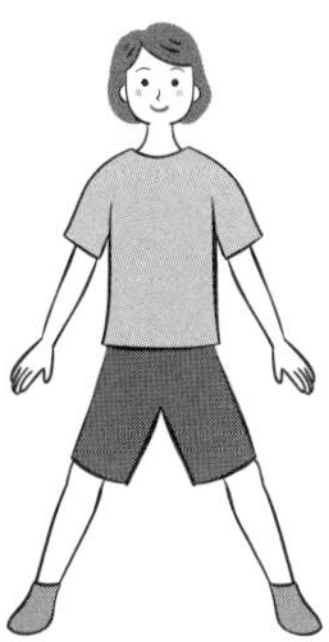

運動がこころにもたらすさまざまな効果

☑運動には抑うつを予防する効果がある

運動をすることによって、脳内物質のドーパミンなどの分泌が増加し、前頭前野《ぜんとうぜんや》（連合野）が鍛えられて脳が活性化します。前頭前野は、特に行動判断や記憶にも関連しますので、運動をすることで「判断力」や「やる気」が培われると考えていただければよいと思います。

世界中でどんな運動種目がいいのか、どの程度、どのくらいやったらいいのか、という意見の一致はありませんが、運動にはこころにとって抑うつの予防効果があることははっきりしています。また、歩く、走る、それらの速度が速くなる、運動が複雑になっていくにしたがって、脳の運動にかかわる部分（運動前野）やものごとを判断して行動する部分（前頭前野）が活性化されて、ものごとの判断力や記憶力も増大し、行動の切り替えや決断も速くなるといわれています。

わずか10分程度の軽い運動でも、注意・集中や判断、行動能力などの認知機能が高まるということは科学的に確認されています。はりきりすぎず、自分のペースを守れる頻度（週1回でも1日おきでも）で、まずは10分軽い運動を実践してみましょう。

前頭前野の機能向上

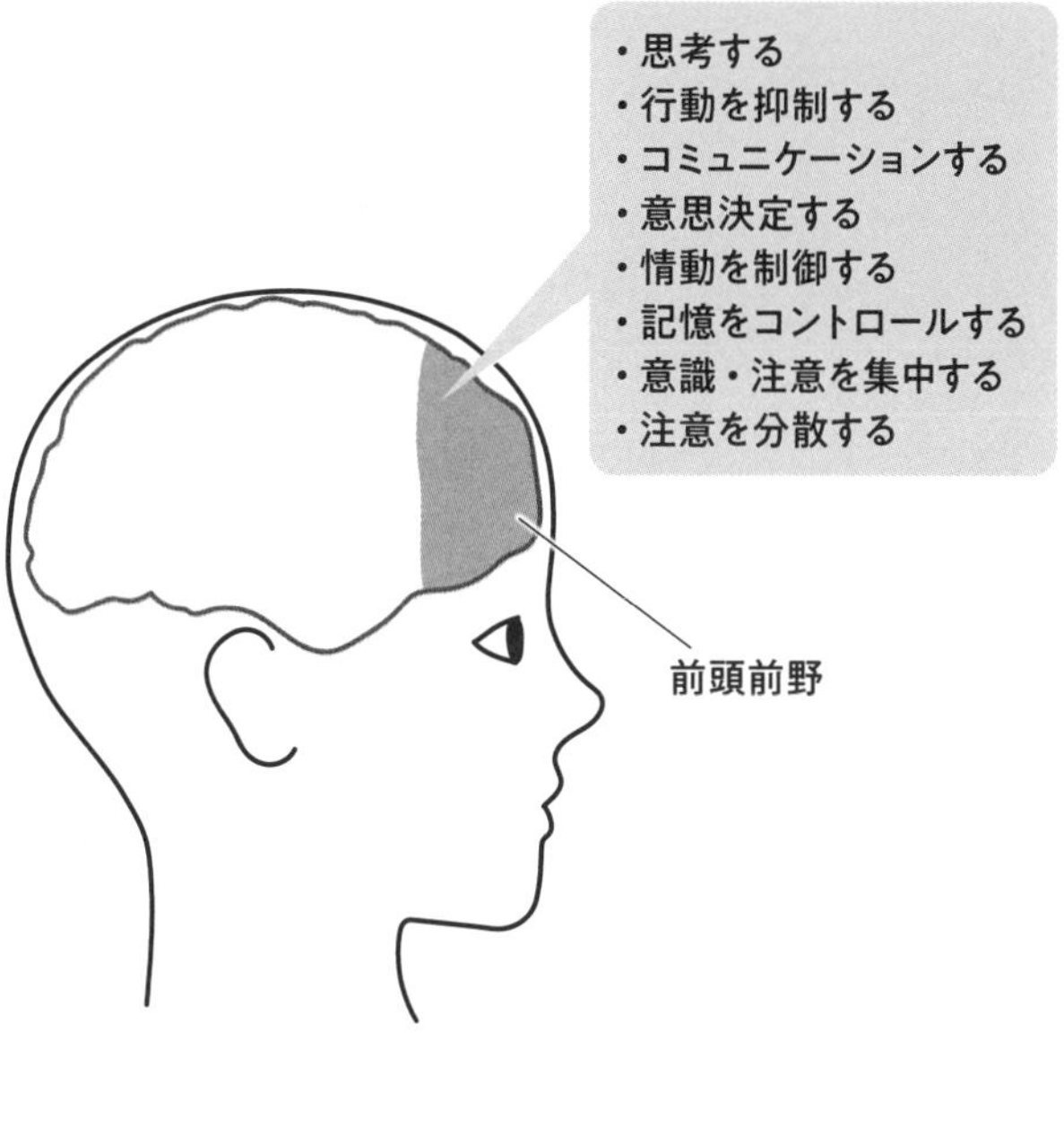

・思考する
・行動を抑制する
・コミュニケーションする
・意思決定する
・情動を制御する
・記憶をコントロールする
・意識・注意を集中する
・注意を分散する
前頭前野

☑ 自律神経のバランスが崩れると免疫力が低下する

免疫の役割を担う白血球は、実は自律神経と連動しています。白血球のうち顆粒球は6割、リンパ球は4割を占めますが、このバランスが崩れると心身に異常が出てきます。顆粒球が増えすぎると、交感神経が優位となり、がん、動脈硬化、糖尿病などになりやすく、リンパ球が増えすぎると、副交感神経が優位となり花粉症、アトピー性皮膚炎、骨粗鬆症、うつ病などになりやすくなるわけです。また、自律神経のバランスが崩れることで、気持ちもイライラしたり、ストレスがたまったり、免疫力がどんどん低下していきます。適度な運動や呼吸法によって、自律神経のバランスを整え、こころや気持ちの維持だけでなく、免疫力も高めていきましょう。毎日の生活を楽しむ、笑って生活することが、結局免疫力を高めることになります。辛いと思う運動ではなく、笑顔を取り入れ、楽しく無理のない範囲で運動をしていきましょう。

☑ 運動による幸福感

運動によるこころへの効果はたくさんあります。特に運動をすることによって代謝が高まり、身体組織の活性化が高まると「爽快感」が得られます。これはカタルシス（浄化）効果ともいわれ、不快な感情を発散させるのです。いつもと違う自分になっていくと自己概念も高くなっていきます。運動をして爽快感を感じたり、自分のペースで身体を動かすことで心地よさを感じたら、緊張や不安などの感情がなくなる効果が運動によって得られたということです。

運動による幸福感は、精神的な健康に効果があるという報告があります。米国保健福祉省の指標では、1週間に3～5回、1回30～60分の運動で運動による幸せを感じるといわれています。またこれ以下の運動量であっても、運動による幸せを感じることは十分に可能といえます。短時間で幸福感を得るために、筋トレやヨガを上手に取り入れてみましょう。

☑ 適度な運動でこころを明るくする

こころを明るくするには、まずは身体を動かすことを大切にしてください。身体をちょっと動かしてみることによって、自分の気持ちがどのように変化したか、日々立ち止まって自分と向き合って気付いてみるのもよいでしょう。

運動を続けていけば、細胞内のエネルギー生産が多くなり、その効率は7〜10％は向上すると考えられます。また運動時のエネルギー代謝も改善され、筋力がつくと生活の質も上がります。適度な運動により、こころや身体にもよいサイクルが生まれるでしょう。

運動によるよいサイクル

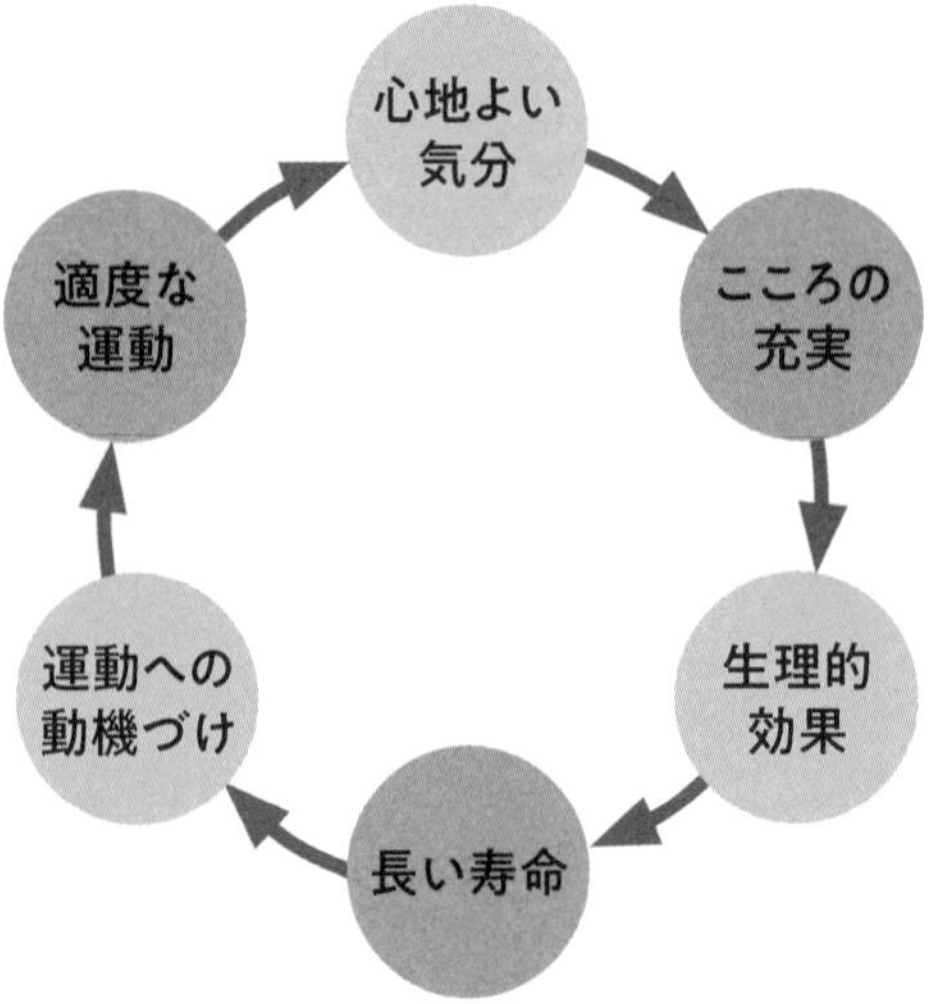
心地よい気分
こころの充実
生理的効果
長い寿命
運動への動機づけ
適度な運動

COLUMN 06

マリアンナヨガ教室 転倒予防のヨガ

40歳を過ぎると、何もしなければ筋肉量の低下が起こり、関節変形も多かれ少なかれ徐々に進行していきます。ちょっとした焦りからランニングを開始してみると、膝が痛くなった……なんて経験があるのではないでしょうか。皆、毎日鏡を見るので顔のシミやしわの手入れは欠かさず行うかもしれませんが、身体の症状がない人が関節のレントゲンを撮る機会はなかなか多くありません。症状が出て整形外科でレントゲン検査をしてみたら「変形してますね」などといわれてしまうのです。

痛みや変形の予防や治療に運動療法は必須ですが、外来診療を行っていると運動療法の壁にぶつかります。2011年からヨガの仕事に携わっていた私は、当時お世話になったヨガインストラクターの協力を得て「短時間・効率的・効果的」をキーワードとした1時間のイスヨガプログラムを作成し、数年間の試行錯誤の末、「マリアンナヨガ教室」として、2019年からスポーツ医学講座で開催しています。全6回のヨガ教室で、呼吸法を基礎として毎回同じポーズの練習をしていきます。参加者の皆様のご協力を得て、ヨガの初日と最終日で全身筋肉量や筋力、バランス能力測定や心理評価などをしてみると、ＢＭＩ（体格指数）は変化なく、体脂肪率の低下、全身筋量は０・６２kg、体幹筋量は０・４４kg増加といった、統計学的に有意な差が出ました。

参加者の皆様はもともと運動習慣のある方々でしたが、マリアンナヨガ教室終了後には歩行能力評価でも有意差をもって歩行速度が上がるという結果が出ました。腰痛予防のために大切な大腿二頭筋（太もも裏の筋肉）の柔軟性改善を認め、心理的にもネガティブ思考の改善、転倒不安も改善という統計学的な差が出ました。本文中にも述べているヨガの呼吸法は、電車やバスで移動しているときにもやりやすいと好評価をいただき、自律神経のバランス指標である心拍変動評価でも、教室後は多くの人にバランスの改善が認められました。

ヨガだけでなく、運動は正しく取り入れれば、身体にもこころにもよい効果があります。「転倒しない身体×転倒しても折れない骨づくり」を目指して楽しく運動を継続していきたいものです。

第4章

筋活・骨活の効果を上げる食事学

筋肉や骨を鍛えるには、身体を動かすことと同時に、筋肉や骨の材料となる栄養素をきちんと食事でとることも大切です。本章では筋肉や骨によい食事について解説します。

筋肉の回復のために気をつけたいこと

☑ 筋トレをすると筋線維の一部が破壊され、超回復する

筋トレをして筋肉を刺激すると、筋線維が一部傷ついて壊れます。すると、壊れた筋肉を修復する力が働きますので、筋肉を休ませ、筋肉に必要な栄養（たんぱく質など）をとることで、筋肉は回復します。回復した筋肉は、元通りになるのではなく、筋トレの刺激に耐えられるように、筋トレをする前よりも強くなります。これを超回復と呼んでいます。そして、これが筋トレの効果なのです。

超回復にかかる時間は筋肉の種類や場所によって違い、大きな筋肉ほど時間が長くかかります。「筋力アップ教室」でねらいとして意識してもらっている太ももやふくらはぎ、腹筋などは、だいたい24時間で回復します。1日おきに行うことをおす

すめしているのは、こうした理由からです。

では、頑張って早く筋力をつけようとして、休みを十分とらないまま、毎日のように筋トレを行ってしまうと、どうなるのでしょうか。筋肉が十分に回復できていない状態でさらに筋トレで筋肉を破壊してしまうため、筋肉がうまく大きく強くなることができなかったり、場合によってはケガにつながったりしてしまいます。

逆に、2日、3日と間をあけて、時々しか筋トレを行わないと、せっかく超回復で少し強く大きくなった筋肉は元に戻ってしまいます。つまり、筋トレをする前の状態になって効果が帳消しになってしまい、筋トレ前の状態からやり直すことになります。継続が大切ということがよくわかると思います。

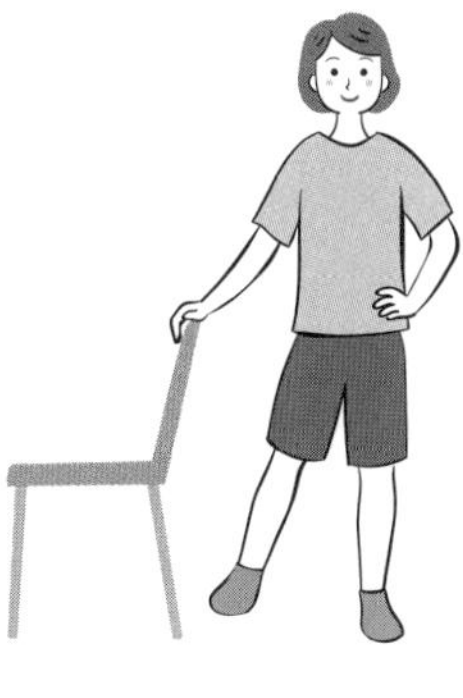

筋肉とたんぱく質の関係

☑筋トレ後にたんぱく質を補給することが大事

筋肉はたんぱく質でできており、超回復のときは新たな筋肉が太くつくられていくので、筋肉のもととなるたんぱく質が必要になります。したがって、筋トレ後にはたんぱく質を補給しないと筋肉が壊れたままで回復できません。しかもそれは運動後30分以内が望ましいということがわかっています。スポーツ界では、食事の代わりに、筋トレ後にたんぱく質を主成分としたサプリメントであるプロテインをとるケースがあります。

筋トレ後、なるべく早いタイミングでたんぱく質を補給する必要があるのは、アスリートでなくても同じです。筋トレの後すぐに食事をすることが理想的なので、午前中に筋トレを行い、着替えをしたらできるだけ早く昼食をとるなどの行動パターンをつくるとよいでしょう。

筋トレ後にたんぱく質をきちんと補給しないと、筋肉の超回復ができなくなるだけでなく、逆効果になって、筋力が低下してしまいます。

特に、鶏むね肉やささみ肉には、筋肉の疲労回復に効果があるイミダペプチドが多く含まれているので積極的に取り入れたい食材です。

筋細胞の同化能力・経時変化

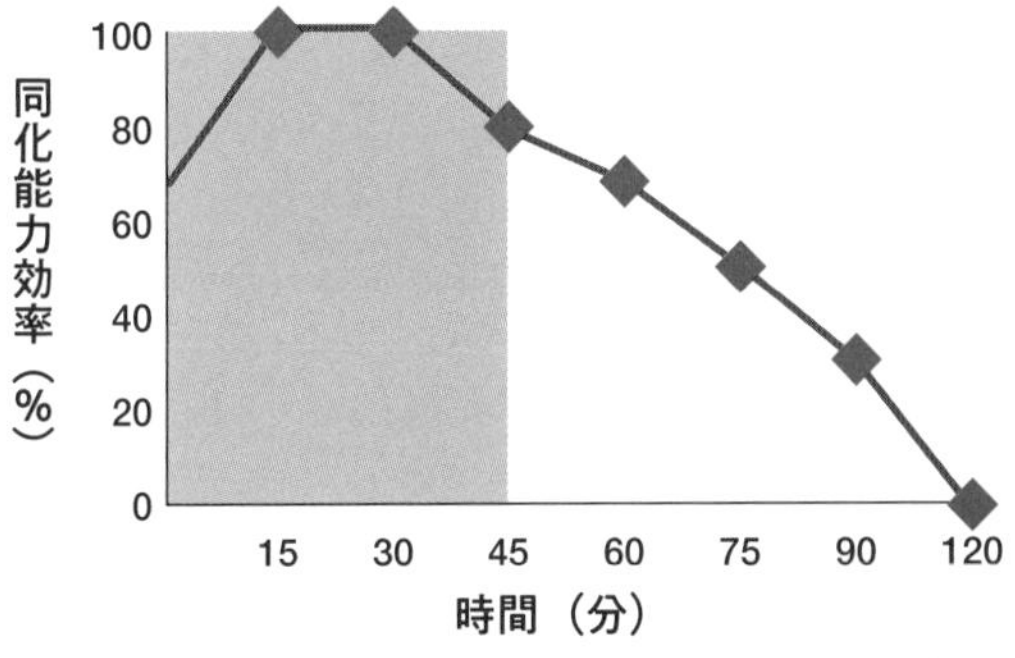

(Ivy J.& Portman R.(2004) "Nutrient Timing: the future of sports nutrition" Basic Healthを改変)

体内のアミノ酸がたんぱく質へ変わり筋肉を形成する作用のことをたんぱく同化作用という。このたんぱく同化作用が高い運動後45分以内にたんぱく質を摂取すれば、より筋肉が形成されやすい。逆に、運動後45分を超えるとたんぱく同化作用は急激に落ちていることがわかる。

☑ 一日に必要なたんぱく質の量はどのくらいなのか

厚生労働省の「日本人の食事摂取基準（2020年版）」では、一日当たりのたんぱく質摂取の推奨量は、50～64歳の場合は男性65g、女性50g、65歳以上の場合は男性60g、女性50gとされています。健康な状態と日常生活でサポートが必要な介護状態の中間にあたる段階の状態であるフレイル（30ページ参照）を予防する観点からは体重1kg当たり1gを摂取することが望ましいとされています。たんぱく質は体内に貯蔵できないので、3食に分けて摂取する必要があります。一回の食事で15gから20gを摂取するようにしましょう。

最近は、食品表示としてたんぱく質量が記載されていますので、それを参考にして、まずは自分が食べているものにどの程度のたんぱく質が含まれているのか気をつけてみる習慣をつけていくとよいでしょう。

食品に含まれるたんぱく質量

食品の分類	食品名	摂取量（1食当たりの目安）	含有量
肉　類	鶏むね（皮つき）	100g	21.3g
	鶏もも（皮つき）	100g	16.6g
	鶏ささみ	100g	23.9g
	豚ひれ	100g	22.2g
	牛もも	100g	19.6g
魚介類	さば缶（水煮）	1缶（190g）	39.7g
	鮭	1切れ（80g）	17.8g
	あじ（開き干し）	1枚（80g）	16.2g
	ツナ缶（油漬・ライト）	1缶（70g）	12.4g
	まぐろの刺身（赤身）	3切れ（39g）	10.3g
牛乳・乳製品	牛乳	コップ1杯（200g）	6.6g
	スライスチーズ	1枚（16g）	3.6g
	プレーンヨーグルト	100g	3.6g
卵　類	全卵（生）	1個（50g）	6.1g
豆　類	納豆	1パック（50g）	8.3g
	豆腐（絹ごし）	1/2丁（150g）	8.0g
	豆乳	コップ1杯（200g）	7.2g
	油揚げ（油抜き）	1枚（30g）	5.5g

（日本食品標準成分表（八訂）増補2023年版をもとに作成）

骨を守る食事法

骨密度を保って骨粗鬆症を予防する

ヒトの骨密度は20歳がピークで、その後、年齢とともに少しずつ低下していきます。骨密度が20歳時の70%程度になると折れやすい骨になってしまうといわれていますが、70%に下がるのはだいたい70歳になる頃で、この時期に骨粗鬆症を発症しやすくなります。

骨粗鬆症を予防するためには、骨密度が低下しないようにする必要がありますが、ピーク時の骨密度をなるべく維持することが大切です。すでにシニアになっている場合は20歳に戻って対策することはできませんので、その後の骨密度低下のスピードをなるべく遅くすることが重要になります。

骨密度の低下スピードをなるべく緩やかにして高い状態をキープするためには、栄養をしっかりとること、適度に日光を浴びること、そして運動をすることが必要です。また、できれば定期検診を受けて自分の骨密度がどの程度なのかを確認して、必要に応じて、投薬などの治療を行って早めに対応するとよいでしょう。

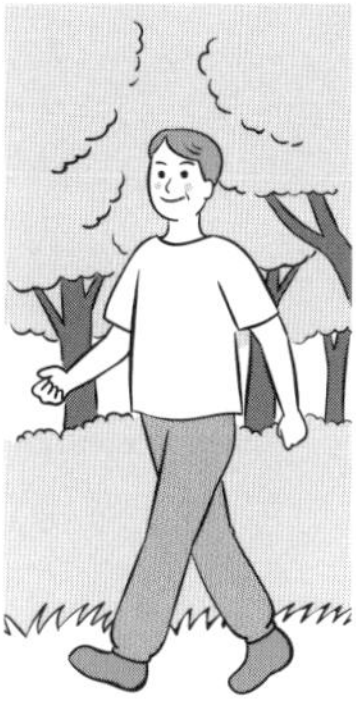

骨によい3つの方法

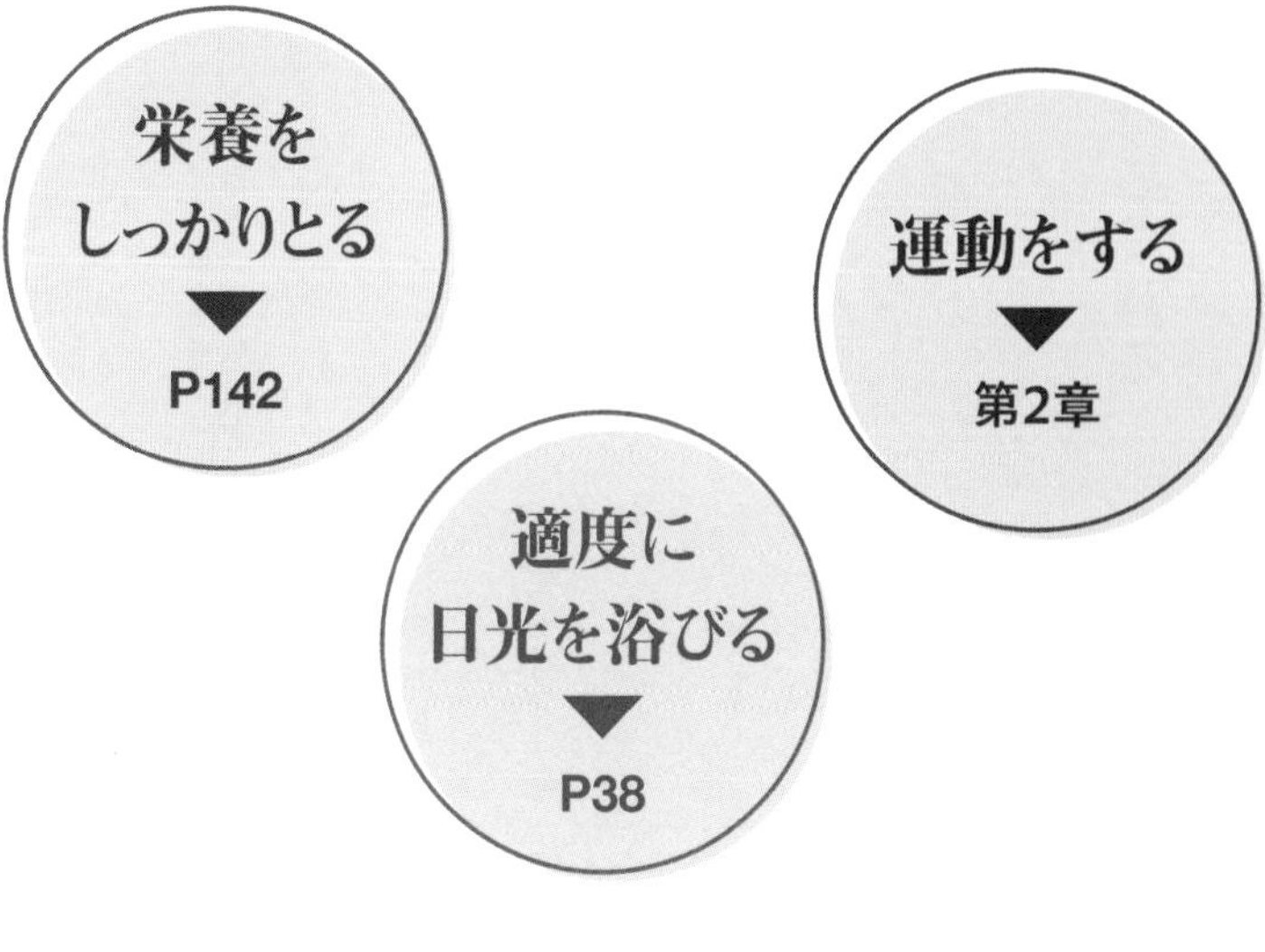

☑ 骨粗鬆症を予防するために必要なカルシウム、ビタミンD

骨粗鬆症を予防するためには、運動と日光浴が有効であることは、第1章で説明しましたので、ここでは栄養について取り上げます。骨密度を保つために必要になる栄養で特に重要なのは、カルシウム、ビタミンDの2つです。

カルシウムは、人体に最も多く含まれるミネラルであり、骨や歯を形成する栄養素です。骨格を構成する重要な物質であるため、不足すると骨が十分に成長しなくなります。

ビタミンDは、カルシウムの吸収を促進する働きがあります。不足するとカルシウムを吸収しにくくなり、せっかくカルシウムを含む食品を食べても骨粗鬆症を予防する効果が発揮できません。

☑ 大豆製品でカルシウムとイソフラボンが同時にとれる

カルシウムが多く含まれる食品としてよく知られているのは牛乳です。調理する必要もなくそのまま飲めるので手軽で、吸収率も優れているので毎日の生活に取り入れたいものです。牛乳が苦手という人は、チーズやヨーグルトでもよいでしょう。

しかし、牛乳は洋風のメニューでは使われますが、和食のメニューの中で使うことは簡単ではありません。そこで、和食派におすすめしたいのは大豆製品です。吸収率は牛乳よりは多少下がりますが、多くのカルシウムが含まれています。

また、大豆にはイソフラボンも多く含まれています。イソフラボンは、エストロゲンという女性ホルモンと似たような働きをしますので、その効果を考えると女性は特に積極的に取り入れたい食品です。骨粗鬆症が女性に多いのは、更年期を過ぎるとエストロゲンの分泌が減少するからで、イソフラボンをとることで骨粗鬆症の予防が期待できます。

ゆでた大豆をサラダや煮物として使うほか、豆乳、豆腐、油揚げ、納豆などをいろいろな形でメニューに付け加えるとよいでしょう。

☑ 一日に必要なカルシウムの量はどのくらいなのか

前述の厚生労働省の資料では、一日当たりのカルシウム摂取の推奨量は、50〜74歳の場合は男性750mg、女性650mg、75歳以上の場合は男性700mg、女性600mgとされています。

上限量は2500mgとされていますが、食事からとる場合は過剰になることはほぼありません。

食品に含まれるカルシウム量

食品の分類	食品名	摂取量（1食当たりの目安）	含有量
魚介類	ししゃも（生干し）	3尾（45g）	150mg
	さくらえび（素干し）	大さじ1杯（5g）	100mg
野菜類	小松菜	1/4束（70g）	120mg
牛乳・乳製品	牛乳	コップ1杯（200g）	220mg
	スライスチーズ	1枚（16g）	100mg
	プレーンヨーグルト	100g	120mg
豆類	豆腐（絹ごし）	1/2丁（150g）	110mg
	油揚げ（油抜き）	1枚（30g）	69mg
	納豆	1パック（50g）	46mg
	豆乳	コップ1杯（200g）	30mg

（日本食品標準成分表（八訂）増補2023年版をもとに作成）

☑日本人はビタミンDが不足している

骨を丈夫にしなければならないというときに、カルシウムのことを思い浮かべる人は多いのですが、ビタミンDに気づく人はあまりいないのではないでしょうか。実際には、カルシウムの摂取量が十分であったとしても、ビタミンDが不足するとカルシウムの吸収が低下し利用効率が悪くなってしまうので、カルシウムと同時にビタミンDをしっかりとることがとても大切になります。

血液検査をしてみると、日本人はビタミンDが十分にとれている人はあまりいません。ビタミンDは魚介類やきのこ類に多く含まれますが、ほかに多く含む食品が少ないため、この2つの食材を意識してメニューに取り入れるようにしなければ、ビタミンD不足は克服できません。

また、最近は紫外線対策を気にするあまり、若い頃から、場合によっては子どもの頃から日に当たる時間が少なくなっていることもビタミンD不足に拍車をかけています。ビタミンDは食事からだけでなく、日光に当たることによって皮膚でつくられていて、食事から摂取するものと皮膚でつくられるものとを合わせて必要な量を確保するようになっているのですが、現代の日本では、どちらも不足しがちになっています。

☑ ビタミンD不足対策に鮭・ツナと干ししいたけを食べよう

ビタミンDは魚介類ときのこ類に多く含まれています。魚介類の中でも特におすすめは鮭です。抗酸化作用のあるアスタキサンチンも含まれていて、小骨なども少なく食べやすい魚です。ビタミンDは脂溶性ビタミンで油に溶ける性質があるので、少量の油で焼くと効果的です。そのほか、照焼きやホイル焼き、フライにも適しています。ツナはほぐしてトーストにのせたり、サンドイッチの具にしたり、あえ物に入れたりするほか、煮物に入れて使うこともできます。

一方、きのこ類の中では、干ししいたけにビタミンDが多く含まれています。煮物以外にも水で戻してから焼いたり、刻んで野菜炒めやスープに加えたりと、使い方はいろいろあります。ビタミンDは水溶性ではないので、戻し汁の中には溶け出ていませんので、しいたけそのものを食べてください。そのほか、干しきくらげにも豊富に含まれているので炒め物などに積極的に利用したい食材です。

日本人の一日当たりのビタミンD摂取の目安量は、18歳以上の男女ともに8・5μgとされています。

☑ 鉄分やビタミンKも積極的に摂取する

年齢を重ねると食欲そのものが減って食べる量が少なくなってしまったり、栄養を吸収する力が落ちたりすることで低栄養になりがちなの

食品に含まれるビタミンD量

食品の分類	食品名	摂取量（1食当たりの目安）	含有量
魚介類	鮭	1切れ（80g）	25.6μg
	いわし（丸干し）	1尾（30g）	15.0μg
	さんま	1尾（100g）	16.0μg
	ツナ缶（油漬・ライト）	1缶（70g）	1.4μg
きのこ類	きくらげ（乾）	2枚（2g）	1.7μg
	干ししいたけ	2個（6g）	1.0μg

（日本食品標準成分表（八訂）増補2023年版をもとに作成）

で、鉄分も多く含まれている卵も積極的に取り入れたい食材です。卵かけごはん、ゆで卵、卵焼きなど手軽な料理方法が多いので、一日に1個を目安に利用していくとよいでしょう。

そのほか、カルシウムを骨に沈着させて骨の形成を促す作用があるビタミンKも大切です。緑黄色野菜や海藻類に多く含まれているので、摂取してほしいものです。

厚生労働省の資料を見ると、一日当たりに摂取する鉄の推奨量とビタミンKの目安量は、次の通りです。

鉄（推奨量）

50〜64歳：男性7・5mg、女性6・5mg（月経なし）、11・0mg（月経あり）

65〜74歳：男性7・5mg、女性6・0mg

75歳以上：男性7・0mg、女性6・0mg

ビタミンK（目安量）

18歳以上：男性・女性150μg

食品に含まれる鉄量

食品の分類	食品名	摂取量（1食当たりの目安）	含有量
肉類	豚レバー	40g	5.2mg
	鶏レバー	40g	3.6mg
魚介類	あさり・缶詰（水煮）	40g	12.0mg
	しじみ（水煮）	50g	7.5mg
豆類	がんもどき	100g	3.6mg
	豆乳	コップ1杯（200g）	2.4mg
	生揚げ	75g	2.0mg
卵類	全卵（生）	1個（50g）	0.8mg

食品に含まれるビタミンK量

食品の分類	食品名	摂取量（1食当たりの目安）	含有量
肉類	鶏もも（皮つき）	100g	62μg
	鶏むね（皮つき）	100g	50μg
	鶏ひき肉	100g	26μg
魚介類	ツナ缶（油漬・ライト）	1缶（70g）	31μg
野菜類	ほうれんそう	1/4束（70g）	190μg
	小松菜	1/4束（70g）	150μg
豆類	納豆	1パック（50g）	440μg
藻類	カットわかめ（乾）	10g	160μg

（日本食品標準成分表（八訂）増補2023年版をもとに作成）

筋肉や骨によい栄養素のおすすめのとり方

ここまで筋肉や骨によい栄養素をご紹介してきましたが、毎日の食事でそれぞれの栄養素を多く含む食材を摂取するのは難しい方もいるでしょう。ここからは手間がかかることはしたくない、あれこれいわれてもよくわからない……という方におすすめの、手間がかからず簡単に栄養素をとる方法をご紹介します。

まずは138～149ページでご紹介した筋肉や骨によい栄養素を多く含む食材の中からどれか、毎食一品はとることを目指してみてください。たんぱく質の分解に必要なビタミンBが豊富な新鮮な野菜をとるのもおすすめです。さらに簡単に栄養素をとりたい方には、次のような方法を試してみることもおすすめします。

卵をプラスして手軽に栄養補給

【とり方のコツ】

- 1日1個はとりたい
- ご飯にかけたり、ラーメンやうどんに落とすだけ

【卵類の特徴】

- 卵は完全栄養食
- 良質なたんぱく質を含み、鉄分などのミネラルやビタミンA・Dも含有

大豆製品を積極的にとる

【とり方のコツ】

- 豆腐、油揚げ、がんもどき、厚揚げ、きな粉、豆乳など、お気に入りのものでよい

【大豆製品の特徴】

- たんぱく質、カルシウム、ビタミンKが豊富
- 更年期症状の緩和が一部期待できる

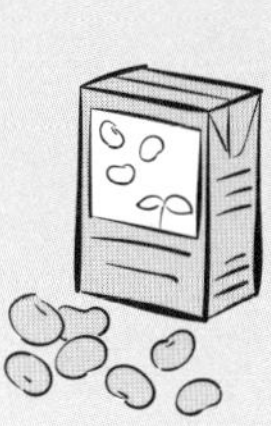

ツナで手軽にカルシウムを摂取

【とり方のコツ】

- トーストにのせて焼くだけでおいしい一品
- サラダにトッピング
- カロリーが気になる人はノンオイルで

【ツナの特徴】

- ビタミンDを含んだたんぱく質もとれる

出来合いの食事には納豆か豆腐をプラス

【とり方のコツ】

- 外で食べる定食やコンビニ食、宅配弁当などにプラスして手軽に栄養摂取
- 納豆に含まれるビタミンKは脂溶性なので、ごま油をたらすと吸収率アップ

【納豆と豆腐の特徴】

- 納豆は日本のスーパーフード
- たんぱく質、カルシウム、ビタミンKが豊富

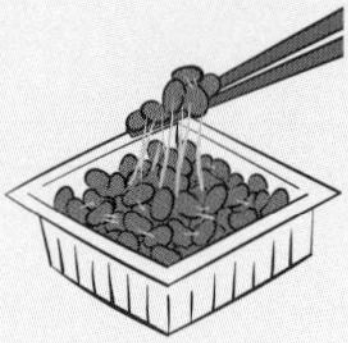

悩んだら鮭を

【とり方のコツ】
- おにぎりを買うときは鮭おにぎりを
- 水煮缶も有効活用

【鮭の特徴】
- たんぱく質、カルシウム、ビタミンDを含む
- 抗酸化作用のあるアスタキサンチンも含有（塩鮭は塩分に注意）

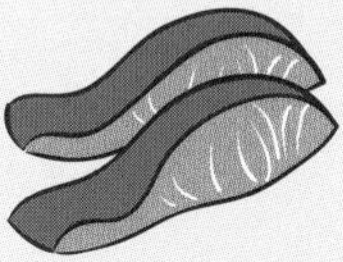

あれこれ考えるのが面倒なら全部汁物に

【とり方のコツ】
- 汁物の具は豆腐やきのこに
- 具を多くして汁を少なくすることで減塩にも
- 自分のお気に入りのみそ汁や野菜スープをみつける

【汁物でとれる栄養素】
- 具材次第ではたんぱく質、カルシウム、ビタミンDを一度にとれる

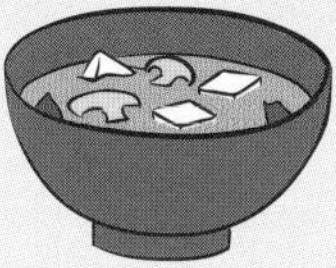

COLUMN 07

実は怖い骨粗鬆症

大腿骨頸部骨折の5年生存率は胃がんより低い――。それなのに、骨粗鬆症《こつそしょうしょう》検診の受診率は全国平均10％以下しかないのはご存知でしょうか？「転倒しない身体」を目指すためには、ストレッチや筋トレが必要ですが、「転倒しても折れない骨づくり」のためには、骨粗鬆症の予防と骨に荷重、重力負荷がかかるような運動（インパクトスポーツ）が大切になります。

現在、外来で行う骨密度検査は数種類ありますが、治療評価には腰と脚の付け根の骨で行うＤＸＡ法が推奨されています。ＤＸＡ法では骨の中のカルシウムの体積を測定していて、20歳の頃を１００％とし、現在は何％まで減っているか（ＹＡＭ値）で判定をしています。実はＹＡＭ値は骨の強さの70％の評価といわれており、残りの30％は骨をつくっている材料の質の要素といわれています。そして、骨質は現在の医療では検査困難なので、ＹＡＭ値がある程度高くても骨折してしまうということが起こるのです。

女性は閉経を迎える50歳前後、男性は70歳前後より骨密度が低下するといわれていますが、ここ数年、生活様式や食生活の変化などからか、跳び箱を跳んだだけで両腕の骨折をしてしまう小学生や、30代後半でも「いつの間にか骨折」を発症してしまうといった症例が外来では散見されます。骨粗鬆症は家族内発生（祖母に骨折歴があると孫は骨粗鬆症傾向になる）があるといわれており、骨密度のピーク値といわれている20歳前後でいかに骨密度を増やしておくかということが将来の骨粗鬆症予防にはとても重要です。

第4章で述べているように、骨をつくる材料としてカルシウム、ビタミンD・K、たんぱく質が特に大切ですが、外来検査で血中ビタミンD濃度測定をしてみると約9割の方が不足しています。普段の食事でビタミンDを摂取することがいかに困難かということがわかります。さらに、骨粗鬆症罹患率を見てみると、日照時間による地域差があることがわかっています。実は皮膚から生成されるビタミンDの割合は高く、日光浴も大切なのです。

骨密度の理想はＹＡＭ値１００％を（できるだけ）キープすること、さらに骨質を悪くしないためにも運動と食事が大切です。自分の身体のために、正しい知識を身につけて、毎日、楽しく、効率よく、継続的に骨活を実践していきたいものです。

おわりに

本書では「筋活・骨活」の具体的な方法等についていろいろご紹介してきました。ヒトが骨格構造をもち、筋肉を使って関節を動かし身体を移動させる動物である以上、それを長年維持させるには「運動」というものがどうしても必要になってきます。若いときは何をしても何の心配もなかったのに、シニアになると誰もが、身体の節々に不調を感じることも多くなり、否が応でも身体の老化、劣化を思い知らされるようなことがあるかと思います。

医療の現場では、整形外科（運動器疾患）、循環器内科（心臓疾患）、代謝内科（糖尿病）のような科においては、病気、ケガの治療法として古くから「運動」療法というものがあります。治療というと昨今、新しい薬を使ったり最新の機器で手術をしたりといったものが注目されがちですが、「運動」療法は最も基本的かつその手法が簡便で経済的負担や副作用の問題も少なく、一部の現場ではその重要性が再認識されています。また「運動」は治療のみならず、さまざまな病気の予防にも直結することは近年の医療界においては常識となっています。

今後ますます高齢化が加速する我が国の一般社会においては、「運動」というものが完全に自分の生活の一部になる時代が来るかもしれません。運動＝健康、という構図は、医療費の抑制、健康寿命の延長、国民の労働力確保等にもつながり、国レベルでみても「運動」は今後さらに重要性を増すでしょう。
本書が多くの方々の健康向上に、少しでもお役に立てれば大変うれしく思います。

謝辞　聖マリアンナ医科大学スポーツ医学講座の故河野照茂元教授、そして武者春樹前教授には、長年この「マリアンナ筋力アップ教室」の運営に際し多くのご指導をいただきました。この場を借りて感謝の意を表します。

藤谷博人
井上留美子

参考文献

藤谷博人ほか（2014）「高齢者に対する筋力トレーニング指導の効果―マリアンナ筋力アップ教室の試み―」『聖マリアンナ医科大学雑誌』第42巻(1)　pp.27-35

室井良太ほか（2019）「中高齢者に対する筋力トレーニングおよびストレッチ指導の効果―過去10年間のマリアンナ筋力アップ教室の試み―」『日本臨床スポーツ医学会誌』第27巻(2)　pp.292-299

室井良太ほか（2021）「中高齢者に対する筋力トレーニング及びストレッチ指導の評価―季節による違いについて―」『日本臨床スポーツ医学会誌』第29巻(2)　pp.251-259

室井良太ほか（2021）「2ヵ月に1回の集団運動教室が中高齢者の身体機能に与える影響」『聖マリアンナ医科大学雑誌』第49巻(1)　pp.1-9

井上留美子ほか（2023）「中高齢者の筋量，柔軟性，及びバランス能に対するヨガの影響」『聖マリアンナ医科大学雑誌』第50巻(4)　pp.129-137

Asmussen E（1980）“Environmental Physiology”　Elsevier Science., 419-428.

J Lexell., et al.（1988）“What is the cause of the ageing atrophy? Total number, size and proportion of different fiber types studied in whole vastus lateralis muscle from 15- to 83-year-old men.” J Neurol Sci　Vol.84（2-3）pp.275-294.

Satake S. and Arai H.(2020) “The revised Japanese version of the Cardiovascular Health Study criteria(revised J-CHS criteria)”　Geriatrics & Gerontology International　Vol.20(10)　pp. 992-993

日本骨粗鬆症学会、日本骨代謝学会、骨粗鬆症財団(2015)「骨粗鬆症の予防と治療ガイドライン2015年版」　ライフサイエンス出版

Belavy D.L., et al.（2017）“High-intensity flywheel exercise and recovery of atrophy after 90 days bed--rest. ”　BMJ Open Sport Exerc Med. Vol.3(1)　e00196.

スポーツ庁（2022）「令和4年度体力・運動能力調査結果の概要及び報告書について」https://www.mext.go.jp/sports/b_menu/toukei/chousa04/tairyoku/kekka/k_detail/1421920_00010.htm

東京消防庁（2021）「救急搬送データから見る日常生活事故の実態」https://www.tfd.metro.tokyo.lg.jp/lfe/topics/nichijou/kkhdata/data/r3all.pdf

黒澤尚ほか（2006）「変形性膝関節症に対する保存療法　ホームエクササイズの継続率」第78回日本整形外科学会学術総会シンポジウム：変形性膝関節症--発症,予防,治療法の選択　『日本整形外科学会雑誌』第80巻(12)　pp.933-941

ボブ アンダーソン（1981）『ボブ・アンダーソンのストレッチング』堀居昭（訳）　ブックハウス・エイチディ

久野譜也(2007)「今後10年間における運動による健康政策の方向性」『体育の科学』第57巻(8)　pp.572-579.

Lehrer P.M., et al.（2021）“Principles and practice of stress management, fourth edition”The Guilford Press　pp.264-302.

日本マインドフルネス学会（2022）「マインドフルネス研究」https://mindfulness.smoosy.atlas.jp/ja/Journal

杉田正明、片野秀樹（2021）『休養学基礎－疲労を防ぐ！健康指導に活かす』一般社団法人日本リカバリー協会（監修）　メディカ出版

文部科学省（2010）「スポーツ立国戦略」https://www.mext.go.jp/a_menu/sports/rikkoku/1297182.htm

Byun K., et al.（2014）“Positive effect of acute mild exercise on executive function via arousalrelated prefrontal activations: An fNIRS study.” NeuroImage　Vol.98　pp.336-345.

Piercy K.L.,et al.（2018）“The physical Activity Guidelines for Americans. ”JAMA　Vol.320(19)　2020-2028

Ortega J.D., et al.（2014）“Running for exercise mitigates age-related deterioration of walking economy”　PLoS One Vol.9(11)　e113471

Ivy J.& Portman R.(2004) ”Nutrient Timing: the future of sports nutrition”　Basic Health

厚生労働省（2020）「日本人の食事摂取基準（2020年版）」https://www.mhlw.go.jp/stf/seisakunitsuite/bunya/kenkou_iryou/kenkou/eiyou/syokuji_kijyun.html

文部科学省（2023）「日本食品標準成分表（八訂）増補2023年」https://www.mext.go.jp/a_menu/syokuhinseibun/mext_00001.html

編著者紹介

藤谷　博人（ふじや　ひろと）

聖マリアンナ医科大学スポーツ医学講座　主任教授
整形外科医　（日本専門医機構整形外科専門医、日本整形外科学会スポーツ医、日本スポーツ協会公認スポーツドクター、日本パラスポーツ協会公認パラスポーツ医）
所属団体：日本臨床スポーツ医学会（理事）、神奈川県スポーツ協会（理事）、日本整形外科学会、日本膝関節学会、日本スポーツ整形外科学会、日本スポーツ協会
（担当：第1章、第2章、第4章、コラム2、コラム4）

井上　留美子（いのうえ　るみこ）

松浦整形外科内科　院長（聖マリアンナ医科大学スポーツ医学講座　非常勤講師）
整形外科医　（日本専門医機構整形外科専門医、日本整形外科学会スポーツ医、日本スポーツ協会公認スポーツドクター、日本医師会認定健康スポーツ医）
所属団体：日本整形外科学会、日本臨床スポーツ医学会、日本骨粗鬆症学会、日本転倒予防学会、整形外科ヨガ事務局（代表）
（担当：第3章、第4章、コラム6、コラム7）

共著者紹介

室井　良太（むろい　りょうた）

聖マリアンナ医科大学スポーツ医学講座　助教
理学療法士、日本スポーツ協会公認アスレティックトレーナー
所属団体：日本臨床スポーツ医学会、日本スポーツ理学療法学会、神奈川県スポーツ協会
（担当：第1章pp.40-48、第2章）

谷田部　かなか（やたべ　かなか）

聖マリアンナ医科大学スポーツ医学講座　講師
認定心理士、健康管理士
所属団体：日本心理学会、日本臨床スポーツ医学会、日本スポーツ心理学会
（担当：第3章pp.122-130、コラム1、コラム3、コラム5）

足利　光平（あしかが　こうへい）

聖マリアンナ医科大学スポーツ医学講座　准教授
循環器内科医　（日本専門医機構 総合内科専門医、循環器内科専門医）
所属団体：日本心臓リハビリテーション学会（評議員）、日本臨床スポーツ医学会
（担当：第1章pp.36-39）

編集協力者紹介

寺脇　史子（てらわき　ふみこ）

聖マリアンナ医科大学スポーツ医学講座　研究技術員
健康運動指導士
所属団体：日本体力医学会、日本臨床スポーツ医学会

本文デザイン	大悟法淳一、武田理沙（ごぼうデザイン事務所）
カバーデザイン	永瀬優子（ごぼうデザイン事務所）
本文・カバーイラスト	関上絵美・晴香
執筆協力	村井正江
DTP協力	ハタ・メディア工房株式会社
校正協力	有限会社西進社
編集協力	株式会社エディポック

整形外科医が教える
一生歩ける！ 筋活《きんかつ》・骨活《こつかつ》

編著者 藤谷博人、井上留美子
発行者 池田士文
印刷所 株式会社光邦
製本所 株式会社光邦
発行所 株式会社池田書店
〒162-0851
東京都新宿区弁天町43番地
電話03-3267-6821（代）
FAX 03-3235-6672

落丁・乱丁はお取り替えいたします。

ISBN 978-4-262-12411-7

[本書内容に関するお問い合わせ]
書名、 該当ページを明記の上、 郵送、FAX、または当社ホームページお問い合わせフォームからお送りください。なお回答にはお時間がかかる場合がございます。電話によるお問い合わせはお受けしておりません。また本書内容以外のご質問などにもお答えできませんので、あらかじめご了承ください。本書のご感想についても、当社HPフォームよりお寄せください。
[お問い合わせ・ご感想フォーム]
当社ホームページから
https://www.ikedashoten.co.jp/

24000006